Ns Can [ナースキャン]

デキる看護師の
検査値note

編集 **酒井博崇** 藤田医科大学保健衛生学部 講師

編集
協力 **岩田充永** 藤田医科大学病院 副院長

南 山 堂

執筆者一覧

編 集

酒 井 博 崇　藤田医科大学保健衛生学部 講師／診療看護師（NP）

編集協力

岩 田 充 永　藤田医科大学病院 副院長

執 筆

酒 井 博 崇　藤田医科大学保健衛生学部 講師／診療看護師（NP）
大 平 志 帆　藤田医科大学病院 中央診療部 FNP 室 診療看護師（NP）
田 元 成 仁　藤田医科大学病院 中央診療部 FNP 室 診療看護師（NP）
谷 田 真 一　藤田医科大学病院 中央診療部 FNP 室 診療看護師（NP）
神 﨑 愛 実　藤田医科大学病院 中央診療部 FNP 室 診療看護師（NP）
松 田 奈 々　藤田医科大学病院 中央診療部 FNP 室 診療看護師（NP）
永谷 ますみ　藤田医科大学病院 中央診療部 FNP 室 診療看護師（NP）
小 林 洋 平　藤田医科大学病院 中央診療部 FNP 室 診療看護師（NP）
宮 崎 友 一　藤田医科大学岡崎医療センター中央診療部 FNP 室 診療看護師（NP）

（執筆順）

― 序 ―

　「**デキる看護師**」と言われ，皆さんはどのような看護師をイメージするでしょうか？本書では「検査値」を取り上げていますが，私は看護師として「**検査値を読める看護師＝デキる看護師**」ではない！と思います．「**デキる看護師＝検査値も読むことができる**」と考えています．

　勤務している診療科や，在宅などの分野において，検査に対する考え方，用いる検査はさまざまです．検査は患者の客観的データとして身近なものであり，検査値を読むことは患者状態を把握する上で必要な知識となっています．つまり，「検査値を読むことができる看護師」は患者・家族に寄り添うことができ，生活背景・社会背景から全人的ケアと個別性を持った日常生活援助も可能です．本書ではその「検査値」に関して，皆様の一助となれればと思い，執筆者と共に筆を執らせて頂きました．

　執筆者は全員が臨床現場で活躍する診療看護師 Nurse Practitioner（NP）です．NP は医師と協働し，医師と看護師の両視点から患者をみています．その経験や知識から，本書では，看護師が知りたい知識，臨床に役立つ知識をまとめました．

　検査値に関して，看護学校の講義・実習で学ぶ機会があっても実用の段階まで至らず，多くの看護師は病院に勤務するようになってからその知識を求められるのではないでしょうか？　しかし，いざとなると多くの**看護師は３つのパターンで悩み，失敗します．**

①**検査値の関連性・原因が分からない**：基準値より高い・低いは数値をみれば分かるが，検査値が変動する理由や疾患・病態との関係が分からない．

②**生理学が分からない**：検査値を勉強しようと思っても本に書いてある用語が分からない．生理学は範囲が広すぎてどこから勉強していいか分からない．

③**実臨床に落とし込めない**：自分が担当している患者にどうやって使えばいいのか分からない．

私もそうでした．そんな問題を少しでも解決できるよう本書では，①皆さんが接する臨床の場面・病態ごとに構成しました．検査値は単発で変化することもありますが，複合的な変化も多いです．場面・病態ごとに関連性と原因を一緒に考えながら読んで頂けると思います．②本書はノート形式です．本文の説明だけで完結することは難しく，また求める内容，必要な知識はそれぞれ異なると思います．分からない用語は調べて，新しく学んだ知識・必要な知識を書き込んで**あなただけのノートにしてください**．③症例をベースに，アセスメントとポイントを示しました．検査値の数字だけではなく，そこには患者がいる，患者をみるということを忘れないでください．視点・観点＝プロブレムの抽出，思考過程＝アセスメントであることを習得し担当している患者へ繋げて頂けたら幸いです．

　本書にタイアップしたWebセミナーを配信します．通勤や就寝前の空いた時間で利用するなど，本書とハイブリッドでぜひ活用してください．

2022年7月

酒井 博崇

目次

本書をてにとってくださった皆様へ

看護師が検査値をみる理由

◉ 検査に対する「医師の視点」

　医療において検査の位置付けは，客観的データとして①診断を確実にすること，②治療方針を決定すること，③経過観察をすることです．そのために医師は検査をオーダーしています．まずは検査をオーダーした意図を「医師の視点」から整理します．

①診断を確実にする

　診断までの過程には診察と検査があります．診察には問診（医療面接），視診，聴診，触診，打診があります．問診で患者から症状などを聴取し，視診，聴診，触診，打診で身体所見を取ります．その裏付けとして検査を行い，診断を確実にしていきます．さらに，診断を確実にするための検査には，「疾患を確定させるための検査」と，「その疾患ではないことを否定する（除外する）ための検査」があります．

②治療方針を決定する

　診断に続いて行われるのが治療です．検査データに応じた薬剤量の調整や，検査データに応じた手術適応の判断をするなど，治療方針を決定します．検査はその治療効果を把握するためにも行います．

③経過観察をする

　治療方針の決定に似ていますが，単に治療を目的とせず，患者状態の経時的な判断，異常の早期発見のために検査を行うことがあります．その上で，ある程度ルーチンで行う検査もあります．

　主にこの3つが医師の検査オーダーの目的になります．看護師は検査値の結果をみる前に，医師が検査を出した意図の理解が重要です．

　さぁその上で検査値に対する「看護師の視点」を考えてみましょう．

◉ 検査に対する「看護師の視点」

　検査値に対する「看護師の視点」でも，医師と同じ視点で検査値をみていいと思います．診断，検査オーダーはしませんが，アセスメントをする際に検査値を用いますし，看護師の視点で治療効果を評価したり，経過観察や異常の早期発見のためにも検査値をみることが必要です．さらに，健康管理や全人的に患者をみる視点，日常生活援助を行う判断や評価など，看護師が患者を看る中で検査値を取り入れて対応する場面は数多くあります．

◉ 看護師の役割

　検査は患者にとって侵襲・苦痛を伴うものです．必要な検査に対し，安全・安心して検査を受けることができる環境を整え，精神面のケアを行うのも，患者に寄り添う看護師の大きな役割で

す．必要のない検査や，患者にとって負担が大きいと思われる検査があれば，医師や多職種とディスカッションを行い，医師と患者の間で調整することも看護師の役割だと考えます．

　また，検査のための採血，採尿の手技，ドレーンの排液管理は看護師が行っていることが多いです．その検査が正しく実施されているか，清潔に実施されているかは看護師の手に掛かっているところがあります．例えば，採血する際の駆血方法で検査値が変化する時もあります．不潔な手技が原因で感染症を合併することもあります．そのような意味でも看護師は検査について熟知しておく必要があります．

「基準値」と「異常値・正常値」について

　検査値を判断する上で設定されているのが「基準値」もしくは「基準範囲」です．この基準値とは，健常かつ通常のヒトの95％が含まれる値であり，あくまで統計的な数値です．検査値には性別，年齢や，運動，食事，体位などの変動要因があります．検査値が上がっているか，下がっているかに目が奪われてしまいますが，正しく理解する上で変動要因を適切に理解しておくことが必要です．

　この変動要因を把握して，基準値から外れた数値を「異常値」といいます．そしてこの異常値の中には経過観察できる値と，「生命が危ぶまれるほど危険な状態にあることを示唆する異常値」という**パニック値**があります．パニック値が出た場合，検査室から検査をオーダーした医師，あるいは病棟に直接連絡するシステムを取っている病院が多いと思います．その対応については，緊急性を要するもの，あるいは正確に測定されたものか慎重な判断を要するものがありますので，知っておいてください．

　そして，異常値に対してよく用いられるのが「正常値」です．これは基準値と同義で習慣的に使用している場合も多いですが，上記の理由から数値だけで正常とは判断できないため，正常値ではなく基準値を使うよう習慣付けておきましょう．

◆ さて，本書は順番に沿って読むもよし，興味やご自身の業務に関連する項目から読むもよしです．
◆ 対象となる看護師経験年数は問いません．『学ぼう！』思い立った時が最高の時期です．
◆ さぁ！デキる看護師への一歩を踏み出しましょう！

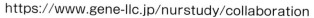

webセミナー
ナースタディ（株式会社 gene）はこちら ▶
https://www.gene-llc.jp/nurstudy/collaboration

どんな検査値をみる？

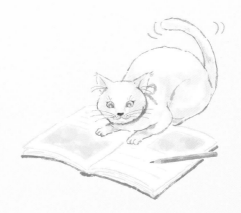

1 感染症かな？　と思ったら

感染症の病態生理

1 感染症を疑ったら

　風邪を含めて感染症はたいへん身近なもので，特に看護師など医療者には近年の新型コロナウイルス感染症で，軽視できない恐ろしさを感じていると思います．では，皆さんはどこで感染症と判断していますか？　感染症と思ったら，まずはバイタルサインですよね．検査をして，血液・画像検査，尿や痰などをみて患者状態を把握していると思います．身近なだけにイメージはつくと思いますが，「感染症」と「検査」もしっかり結び付けて理解できたらもっといいですよね．そのためにはまず，感染症とはどのような状態か理解することが重要です．感染症を理解する上で，いくつか聞き慣れない用語があるかもしれませんが，「デキる看護師」への道として，ここに書いた内容は押さえてもらえたらなと思います．がんばりましょう！

◆ 感染と感染症

　感染とは，細菌やウイルス，真菌（カビ）などの微生物が体内に侵入することで定着，増殖する状態をいいます．そして，防御反応（免疫応答）として，体内に侵入した病原体を排除しようと働くことでバイタルサインの変化や血液検査の数値に変動が生じます．この結果，何らかの症状または所見が出現すると感染症といわれます．また，感染症は3つの条件がそろうことで成立します（図1-1）．

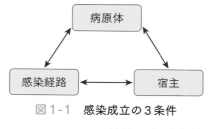

図1-1　感染成立の3条件

（文献1より一部改変）

◆ 病原体とは

　病原体とは，いわゆる感染源を指します．さまざまな種類が存在し，その中でも院内感染の原因菌として耳にすることも多く，問題となるものは，メチシリン耐性黄色ブドウ球菌（MRSA）やバンコマイシン耐性腸球菌（VRE），緑膿菌，大腸菌などではないでしょうか．緑膿菌など多剤耐性になり得る菌は特に注意が必要となります．

◆ 感染経路とは

　空気感染，飛沫感染，接触感染があります．

　空気感染とは，病原体を含む小さな粒子（5μm以下の飛沫核）が拡散され，これを吸い込むことにより感染するものを指します．

　飛沫感染とは，病原体を含んだ大きな粒子（5μmより大きい飛沫）が飛散し，他人の粘膜あるいは結膜に接触することにより感染するものを指します．飛沫は咳・くしゃみ・会話などにより生じ，飛沫は空気中を漂わず空気中で1～2m以内しか到達しないとされています．

　接触感染とは，皮膚と粘膜・創の直接的な接触，あるいは間接的な接触による感染経路を指します（表1-1）．

◆ 宿主とは

　微生物などが侵入する対象生物のことを指します．

表1-1　感染経路

感染経路	特　徴	細菌とウイルス
空気感染	飛沫核（5μm以下）など空気中の物質による感染	結核菌，麻疹ウイルスなど
飛沫感染	咳やくしゃみなどの飛沫（5μm以上）による感染	インフルエンザ，風疹，ムンプスウイルスなど
接触感染	手指など直接的な接触による感染	MRSA，ノロウイルス，ロタウイルスなど

2 生体における防御機構

　感染症の本題に入る前にもう1つ基本的な知識として，病原体に対する生体の防御反応（免疫応答）とそれに関連する用語の整理をしておきたいと思います．

　宿主には，病原体の侵入を防御する機構と，さらに侵入した病原体がいても，それらを排除する機構も備わっています．これらには「非特異的防御反応」と「特異的防御反応」というものがあります．

◆ 自然免疫（非特異的防御機構）

　皮膚，消化管，気道などにある粘膜は，非特異的防御反応として病原体が体内に侵入することを防御します．気道の上皮などにおける繊毛運動や蠕動運動や排尿も異物を排除する作用といえます．胃酸には塩酸が含まれていることは多くの人がご存知かと思いますが，一部に殺菌作用を示します．あまり意識することはないかもしれませんが，涙などの分泌液にはリゾチームというグラム陽性菌の細胞壁にある高分子化合物を壊す作用があります．血液中には補体というタンパク質からなる生体防御で重要な役割を担うものがあり，溶菌作用や貪食細胞の助けをしてくれます．

　貪食とは，体内に侵入した病原体を好中球やマクロファージなどが取り込み，消化・分解することをいいます．

① 好中球

　好中球は偽足により異物を抱え込み，活性酵素により殺菌します．1つの好中球で5〜20個の細菌を貪食するといわれています．好中球は白血球の一つですが，白血球の中でも最も多くの割合を占めます．

② マクロファージ

　白血球の一つである単球が，血管から組織中に出ることで成熟して攻撃能が増したものをいいます．マクロファージは，貪食に関与するだけではなく，免疫機能においても補助的に働くことが知られています．

　①も②も特定の化学物質に対し遊走していきます．この遊走を促す化学物質として，細菌が出す毒素や炎症部位に生成された血液凝固生成物，壊死組織などがあります．

◆ 獲得免疫（特異的防御機構）

　特定の病原体に対し，体内への侵入を防御します．液性免疫と細胞性免疫に大別できます．ある特定の病原体に感染すると，その病原体に特異的な免疫が構築されるため，獲得免疫とも呼ばれます．リンパ液の中などに存在する樹状細胞やマクロファージには，強い貪食能があり，病原体を貪食すると，T細胞に抗原提示を行います．B細胞では，その受容体である抗体に特定の病原体がはまり込むと活性化して形質細胞になり抗体を産生しT細胞に抗原提示します．情報を受け取ったT細胞は，細胞性免疫が優勢の場合は病原体を細胞とともにアポトーシスに導きます．また，液性免疫が優勢の場合はB細胞を形質細胞へと誘導します．これにより補体を利用して細菌を破壊したり，貪食を活性化したり，ウイルスの中和を行ったりします．

① 細胞性免疫

　白血球の一つであるリンパ球にはT細胞とB細胞があります．このうち，T細胞には免疫を制御する役割があり，T細胞の中には抗原をもつ細胞に対し攻撃をするキラーT細胞があります．T細胞が主体となり異物を攻撃する働きを細胞性免疫といいます．

②液性免疫

　免疫グロブリンによる防御反応のことを液性免疫といいます．体内に侵入して感染を起こした病原体に直接結合することで溶菌やウイルスなどの中和を行うことで感染から防御します．

③T細胞

　上記にもあるような免疫を制御する役割をもちます．T細胞には，ヘルパーT細胞や細胞障害性T細胞，制御性T細胞などがあります．

　ヘルパーT細胞は，T細胞の中でも最も多くの割合を占めており，細胞性免疫や液性免疫を促進します．キラー細胞が正常細胞を攻撃しないよう調整している．細胞障害性T細胞はキラー細胞ともいわれ，細菌などの病原体を攻撃します．ナチュラルキラー細胞が自然免疫で活動するのに対し，細胞障害性T細胞は獲得免疫で活動します．

④B細胞

　リンパ球の一つであり，抗体を産生する形質細胞に分化します．また，一部はメモリーB細胞となり，再度同じ抗原が体内に侵入すると速やかに反応をします．

❸ 感染症の分類

　感染症は感染症法により一類感染症から五類感染症の5段階，新型インフルエンザ等感染症，指定感染症，新感染症の8つに分類されています（表1-2）．このことからも，感染症とひとことで表現していても，実に多くの種類があることがわかると思います．これらすべての感染症を網羅することは非常に困難でありますので，遭遇することの多い院内感染を中心にみていきましょう．

　院内感染と聞いて，どのような感染症が思い浮かぶでしょうか？　そもそも，なぜ院内感染は起こるのでしょうか．病院を訪れる患者や入院中の患者を想像してみましょう．何らかの疾患により免疫力が低下している人，治療で必要な薬剤により免疫力が低下している人，治療上必要なカテーテルなどの異物が挿入されている人など，感染のリスクが上昇する要因をもつ人が多くいます．このような易感染状態にある人は，易感染性宿主と呼ばれます[2]．病原体に打ち勝つ免疫力があれば無害であろう病原体の侵入や増殖を，容易に許してしまう状態になっているのです（日和見感染）．日々，感染症に罹患するリスクの高い人たちと接するスタッフは，感染予防に努めるとともに，異常の早期発見ができるようにアセスメント力を高めることは非常に重要となります．アセスメント力を高めるためには，感染症の原因や検査値，身体所見などを学習する必要があります．

memo
感染症法：感染症の予防及び感染症の患者に対する医療に関する法律

表1-2　感染症法における分類

分　類	定　義
一類感染症	感染力および罹患した場合の重篤性等に基づく総合的な観点からみた危険性が極めて高い感染症 7種
二類感染症	感染力および罹患した場合の重篤性等に基づく総合的観点からみた危険性が高い感染症 7種
三類感染症	感染力および罹患した場合の重篤性などに基づく総合的な観点からみた危険性は高くないものの，特定の職業に就業することにより感染症の集団発生を起こしうる感染症 5種
四類感染症	人から人への伝染はほとんどないが，動物，飲食物などの物件を介して人に感染し，国民の健康に影響を与えるおそれのある感染症 44種
五類感染症	国が感染症発生動向調査を行い，その結果に基づき必要な情報を国民や医療関係者などに提供・公開していくことによって，発声・拡大を防止すべき感染症 49種
指定感染症	既知の感染症の中で，一から三類および新型インフルエンザ等感染症に分類されないが同等の措置が必要となった感染症（延長含め最長2年）
新感染症	人から人へ伝染すると認められ，既知の感染症と症状等が明らかに異なり，その伝染力および罹患した場合の重篤性から危険性が極めて高い感染症
新型インフルエンザ等感染症	人から人に伝染すると認められるが一般に国民が免疫を獲得しておらず，全国的かつ急速な蔓延により国民の生命および健康に重大な影響を与えるおそれがある感染症

❹ 感染症の原因

　感染症は，冒頭でも述べた通り，感染源である病原体・感染経路・宿主の3つがそろうことで発症します．つまり，感染症を起こす原因はこれら3つにあるといえます．感染症を起こす病原体は実に多くの種類があり，感染する場所により呈する症状が異なってきます．また，発症時期に季節性をもつという特徴がある病原体も存在します．身近なところで考えると，インフルエンザやノロウイルスなどが有名ではないでしょうか．

　感染には，内因性感染と外因性感染があります．内因性感染とは，宿主の免疫力が低下することで正常細菌叢が体内に侵入して生じた感染症をいいます．外因性感染とは，環境中や別個体の病原体が体内に侵入して生じた感染症をいいます[2]．

　いずれにしても，このように易感染状態になっている人を対象とする医療従事者は，常に感染させないことだけでなく，感染を広めないことも重要な役割となります．また，感染症に罹患した人は抗菌薬や抗ウイルス薬を使用することがあります．病原体も生き残るために薬剤に対して耐性をもつものもあります．多剤耐性菌は治療に難渋することがあるため，より一層の感染対策が必要となってきます．感染症の重症度によっては致死的になることもあり，アセスメント力のみならずケア力を高めることも感染に対処する上で大切です．

感染症を評価する検査値

初めに，感染症の検査値と聞いて最も多くの人がイメージするのは白血球（WBC）で，その次に多いのがC反応性タンパク（CRP）ではないでしょうか．ここからは検査値を少し掘り下げて考えていきます．

なお，本項では感染症をより詳細に調べるための培養検査などは省略しています．

◆ 白血球（WBC）

白血球は顆粒球（好中球・好酸球・好塩基球），単球，リンパ球に分類され，増加している種類や割合が診断のための情報になります．血液像は，これら血球の変化を検査しています．たとえば，好中球は細菌感染症が生じた場合に増加します．そのため白血球数が上昇していれば，血液像も評価することが非常に重要となります（表1-3）．

- 参考基準値：（成人）$3.3 \sim 8.6 \times 10^3 / \mu L$　※小児は成人より高値を示す
- 炎症／細胞障害：数時間で増加

表1-3　白血球の分類

分　類	特　徴	基準値
好中球	・細菌感染症や炎症で増加する ・ウイルス感染症で減少する場合がある	・桿状核球：0.5〜6.5% ・分葉核球：38.0〜74.0%
好酸球	・アレルギー性疾患や寄生虫感染症で増加する ・腸チフスで減少する場合がある	0〜8.5%
好塩基球	・潰瘍性大腸炎や蕁麻疹などで増加する場合がある	0〜2.5%
単　球	・急性感染症の回復期や感染性心内膜炎で増加する ・重症敗血症や悪性貧血で減少する場合がある	2.0〜10.0%
リンパ球	・急性感染症の回復期や血液疾患で増加する ・ウイルス感染症や結核などで減少する場合がある	16.5〜49.5%

（文献3より一部改変）

◆ C反応性タンパク（CRP）

CRPは，炎症が起きた急性期に変化する急性期タンパクの成分の1つです．体内で炎症や組織障害などが起こると，サイトカインが産生され，肝臓に働きかけることでCRPを合成し，血中濃度が上昇します．炎症性疾患においては発生に伴い速やかに上昇し，改善とともに速やかに低下します．このように鋭敏な反応を示すため，病態のリアルタイムな治療効果を判断する際に有用です．しかし，疾患特異性は，CRPが上昇しているだけでは「体内のどこかに炎症や細胞障害が起きている可能性がある」としかいえません．また，ウイルス感染症では上昇しない症例が多くあります．

- 参考基準値：0〜0.14mg/dL
- 炎症／細胞障害：約6時間で増加

・手術後：24時間以内に増加，2日後にピーク

①赤血球沈降速度測定（ESR，赤沈）

　凝固しないようにした静脈血液の中で赤血球が沈降する速度のことで，炎症や組織障害が起きたときに速やかに反応します．感染症のみならず，血清タンパク異常を起こす疾患でも異常値を示すことがあります．また，血漿中のタンパク質の影響を受けるため，他のタンパク質成分も評価して考える必要があります．

・参考基準値：（成人男性）2〜10mm/hr

　　　　　　　（成人女性）3〜15mm/hr

②プロカルシトニン（PCT）

　カルシトニンの前駆体であるタンパク質です．プロカルシトニン（PCT）は，主に敗血症の鑑別に使用されます．プロカルシトニンの多くが甲状腺の細胞で産生され，カルシトニンとして分泌されるため，プロカルシトニンが血液中から検出されることはほとんどありません．しかし感染症になると，全身の組織，肝臓や筋肉の細胞でもプロカルシトニンが産生されます．これらの細胞ではカルシトニンに代謝できず，プロカルシトニンの状態で分泌されるため，プロカルシトニンの血中濃度が上昇することになります．CRPは炎症など感染症以外の要因でも容易に上昇することがありますが，プロカルシトニンでは感染症のときに血中濃度が上昇するため，感染症の鑑別に有用といわれています．

　また，プロカルシトニンはCRPより早期に上昇し，感染症の改善で速やかに低下します．

・参考基準値：0.05ng/mL 未満

・細菌感染症鑑別診断カットオフ値：0.5ng/mL

・細菌感染症重症度判定カットオフ値：2.0ng/mL

③フィブリノゲン

　肝臓で生成されるタンパク質で，血液凝固因子の仲間です．CRPなどと同様，急性期タンパクの一つです．体内で炎症や組織障害が起こるとフィブリノゲンが血液中に増加します．フィブリノゲンが増加すると，赤血球の凝集が進み赤血球沈降速度が速くなります．

・参考基準値：（トロンビン時間法）200〜400mg/dL

◆ 血性アミロイド

　炎症性サイトカインに反応して上昇する急性期タンパクの一つです．炎症などが起こり刺激を受けると，6時間程度で上昇して2〜3日でピークを迎えます．CRPとほとんど同様の変動をきたしますが，ウイルス感染症ではCRPに比して陽性率が高いといわれています．日常の診療ではあまり測定されることはないかもしれませんが，知っておくと検査でみたときになぜ測定しているのか予測できると思います．

・参考基準値：8μg/mL 以下

memo
PCTは多発外傷など感染症の状態でなくても上昇することもありますが，感染症早期同様，低値にとどまるといわれています

memo
フィブリノゲンは運動や経口避妊薬内服や加齢などでも増加するので，背景の確認は非常に重要です

さて，ここまでみてきて，あまり聞き慣れない検査項目もあったかもしれません．感染症の検査といっても，細菌やウイルスなどの病原体だけでなく，外傷や薬剤によっても炎症反応の上昇がみられることがわかりました．検査値のみならず，全身を評価する必要があることが少しイメージできたのではないでしょうか．では，次に症例から感染症のアセスメントを考えてみましょう．

症例から学ぶ検査値を用いた感染症のアセスメント

1 症　例

70歳　女性
主　訴：意識レベル低下，食思不振
現病歴：膝関節症のため日常生活動作 activities of daily living（ADL）が低下し自宅では杖歩行で過ごしていた．昨夜，発熱を認め翌日から食欲不振となった．夕方になり意識レベルが低下したため救急搬送された．
既往歴：膝関節症　内服歴：鎮痛薬

◆ 所　見
● バイタルサイン

意識レベルⅡ-10，体温 35.8℃，血圧 86/52mmHg，心拍数 106回/分，呼吸数 24回/分，SpO$_2$ 95%（室内気）

● 身体所見

呼吸状態：いびき音軽度，自己喀痰は可能ではあるが咳嗽は弱く白色粘稠痰，口唇乾燥，嘔気・嘔吐なし，湿潤あり，手足が温かい，尿：混濁尿，尿臭あり

memo
SpO$_2$はパルスオキシメーターで測った酸素飽和度になります

◆ 検査値（血液検査）

項　目	検査値		基準値	単　位
WBC	20.1	↑	3.3～8.6	×10^3/μL
RBC	4.7		男性 4.35～5.55　女性 3.86～4.92	×10^6/μL
Hb	14		男性 13.7～16.8　女性 11.6～14.8	g/dL
Hct	43.3		男性 40.7～50.1　女性 35.1～44.4	%
好中球	19.3	↑	2.0～6.0	×10^3/μL
好塩基球	0.5		0.2～1.4*	%
好酸球	2.4		0.4～8.6*	%
桿状核球	28.7	↑	0.5～6.0	%
分葉核球	50		42.4～75.0*	%
リンパ球	27.8		18.2～47.7*	%
単球	5.3		3.3～9.0*	%
PLT	40.4		15.8～34.8	×10^4/mL
フィブリノゲン	430		200～400	mg/dL
D-ダイマー	1.5		1.0以下	μg/mL
AST	136		13～30	U/L
ALT	119		男性 10～42　女性 7～23	U/L
ALP	205		106～322	IU/L
BUN	27.2	↑	8～20	mg/dL
CRE	2.37	↑	男性 0.65～1.07　女性 0.46～0.79	mg/dL
GLU	78	↓	73～109	mg/dL
CRP	7.14	↑	0～0.14	mg/dL
PCT	0.68	↑	0.05以下	ng/mL

＊ 測定に使用した機械の基準値

◆ アセスメント（1回目）

　　高齢かつ膝関節症による影響でADLは落ちており，もともと活動量は多くはない状態と考えられる．食思不振で栄養のみならず水分摂取も不十分であったと推測される．また，発熱は認めないが血圧も低いため，全身に影響を及ぼす状態であることを念頭にバイタルサインや身体所見の確認，採血を行った．

　　まずバイタルサインと身体所見について，次に血液検査について評価していきましょう．

①バイタルサインと身体所見の評価

　　発熱がないため，炎症ではないのか．食思不振で脱水などにより意識レベルが低下したのか．心拍数と呼吸回数はいずれも多く，血圧も低値となっていることからショック状態であるといえるでしょう．身体所見は，いびき音があり痰の喀出を認め，咳嗽反射も弱く肺炎を起こしている可能性があるかもしれません．さらに，尿が混濁しており，かつ尿臭も認めています．尿路感染症の可能性も考慮する必要があります．

②血液検査を評価

　　WBCやCRPが上昇を認めていることから，体内のどこかで炎症が起こっているこ

とが推測されます．しかし，血液検査だけではどこに炎症が起きているのかわからないため，血液培養に加え，呼吸状態からは肺炎の精査，尿の混濁や臭いから尿検査が追加で必要になります．

◆ 追加検査

胸部Ｘ線・ＣＴ：明らかな肺炎像なし

尿検査・培養検査

項　目	検査値	基準値
尿白血球試験紙法	2 ＋	－
尿亜硝酸塩定性（細菌）	＋	－
沈査：赤血球	30 ～ 49	1 ～ 4／HPF 以下
沈査：白血球	20 ～ 29	1 ～ 4／HPF 以下
沈査：細　菌	3 ＋	
尿培養	*Escherichia coli*：3 ＋	－

血液培養：*Escherichia coli（E.coli）*：3 ＋

◆ アセスメント（2回目）

画像検査で明らかな肺炎像はなく，尿検査で細菌尿であることから尿路感染症の可能性が高いでしょう．また，血液培養から *E.coli* 菌血症が示唆され，ショックバイタルに加えプロカルシトニンもカットオフ値を超え上昇しており敗血症の可能性が考えられます．

◆ 診断と経過

追加の検査を行い，検査結果から尿路感染症の診断にて入院抗菌薬投与，血圧低下もあり敗血症としてノルアドレナリン投与も開始しました．

◆ 症例の振り返り

搬送前のエピソードからは，脱水や低栄養が思い浮かぶかもしれません．しかし，喀痰や尿混濁などがあれば，もしかしたら何か感染症が隠れているかもしれないと考えることが重要です．また，感染症では発熱が出ることが当たり前と思われるかもしれませんが，敗血症のような全身性炎症反応症候の一つでは，体温は 36℃未満の場合もあります[2]．熱がないから感染症はないとはいえないことを知っていると，さらにステップアップできると思います．

症例のような血圧低下をきたしている場合，食思不振で脱水を併発し循環血液量減少となっている可能性もありますが，感染症が要因となっていることもあるので，搬送され輸液を開始したら，血圧が輸液に反応して改善しているかも併せて評価することが重要です．反応がなければ昇圧薬の投与も考えられるため，準備するかもしれないと念頭に置くことでよりスムーズな診療の補助に繋がります．ショック状態の場合

11

に限らず，常に先を見据えた行動を取ることで，急変時にも焦らず関わることができるでしょう．

❷ デキる看護師のポイント

▶ 平熱だから感染症ではないといえないことを理解する．

▶ 検査値やバイタルサインだけでなく，看護の基礎である看て触って身体所見も確認．

▶ 検査データの評価のみならず，その原因についても考える．

▶ 常に楽観視せず，もしかしたら感染症かもしれないと疑ってみることが大事．

▶ 感染症を拡大させないために，日常的に感染症予防を徹底することも大事．

❖ 参考文献
1) 厚生労働省：感染対策の基礎知識．https://www.mhlw.go.jp/content/000501120.pdf
2) 西　基，高橋茂樹：Simple Step SERIES. 2-29, 海馬書房，2015.
3) 櫻林郁之助，矢富　裕，廣畑俊成，他：今日の臨床検査 2021-2022, 64-316, 南江堂，2021.

❖ 資料
・志村二三夫，石田　均：カレント 人体の構造と機能及び疾病の成り立ち2 第2版. 252-263, 建帛社，2015.
・伊東直哉：感染症内科 ただいま診断中！倉井華子 監修，1-20, 63-77, 292-308, 中外医学社，2017.
・斉藤嘉禎：読んで上達！病気がわかる検査値ガイド 改訂第3版. 9-13, 141-200, 金原出版，2016.
・石黒啓司，大橋鉱二，斉藤邦明，他：わかりやすい臨床検査医学. 10-11, 43-49, 廣川書店，2011.
・大地陸男：生理学テキスト 第8版. 234-245, 文光堂，2017.
・青木　眞，岩田健太郎，大曲貴夫，名郷直樹：臨床に直結する 感染症診療のエビデンス. 195-202, 文光堂，2008.

2 貧血かな？ と思ったら

貧血の病態生理

■1 血球と造血について

　ここでは赤血球について，貧血の病態生理，貧血に気づくポイントを勉強していきましょう．貧血に気づくポイントの多くは採血結果からになると思います．採血で貧血に気づいた後のアセスメントも説明します．

◆ 赤血球とは

　中央部が凹んでいる円盤状の形態をした酸素（O_2）を運搬する細胞です．この形態により赤血球は高い変形能力をもち，自分の直径よりも狭い毛細血管内でも自由に変形し通過することが可能となります．

　では，赤血球の産生はどこで行われ，どのように調節されているのでしょうか．貧血の病態を理解するためには，赤血球造血の理解が重要ですので，以下に概要を示します．

◆ 造血から赤血球が破壊されるまで

　成人になると，造血は椎骨，腸骨，胸骨などの体幹の骨に限られるようになります．赤血球は骨髄で1日当たり2,000億個産生され，約120日の間に20万回以上巡回するといわれています．

　赤血球はすべての血球に分化する造血幹細胞から，前赤芽球⇨好塩基性赤芽球⇨多染性赤芽球⇨正染性赤芽球⇨網赤血球⇨成熟赤血球へと成熟し，末梢血中へ動員されます[1]（図2-1）．

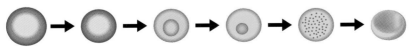

| 前赤芽球 | 好塩基性赤芽球 | 多染性赤芽球 | 正染性赤芽球 | 網赤血球 | 成熟赤血球 |

図2-1　血球の分化

赤血球の分化，増殖に重要な役割を果たしているのが，腎臓から分泌されているエリスロポエチンです．エリスロポエチンは分子量約35,000の糖タンパクで，何らかの原因によって，腎動脈血中の酸素分圧が低下すると分泌されます．その生理的作用は赤芽球系前駆細胞の増殖，分化，成熟促進により，赤血球数を増加させることです．

では，赤血球調節を担っているエリスロポエチンが増加する病態と，減少する病態についても押さえておきましょう（表2-1）．

骨髄で造血された成熟赤血球は末梢血中で120日程度過ごし，最後は脾臓に存在するマクロファージに貪食され，役目を終えます．脾臓は老朽化した赤血球だけでなく，異常な赤血球も破壊します[1]．

表2-1　エリスロポエチンの分泌が増加／減少する代表的な病態

増加	高地生活	気圧の低いところは酸素分圧も低いため，血中の酸素分圧は低下し，エリスロポエチンの分泌は増加し赤血球産生が促進する
	先天性心疾患	ファロー四徴症などのシャント性の疾患ではチアノーゼ発作を繰り返し，動脈血中の酸素分圧が低下する傾向になるため，エリスロポエチンの分泌が増加する
	肺胞換気不全	肺気腫，肺線維症などの疾患では動脈血酸素分圧が低下し，分泌が増加する
	貧血	基本的に貧血があればエリスロポエチンの分泌は増加するが，腎性貧血ではエリスロポエチンの分泌は減少する
減少	腎性貧血	慢性腎機能障害により，腎臓からエリスロポエチンが産生できない状態
	真性多血症	赤芽球系幹細胞のエリスロポエチン感受性が著名に亢進しているために，多血症になり，エリスロポエチンの分泌を抑制しようと生体が反応し減少する

◆ 溶　血

溶血とは赤血球膜が破れ，ヘモグロビンが血球外に漏れる現象をいいます．ここで注意して欲しいのは，赤血球が壊されることイコール溶血ではありません．正確には，赤血球の寿命である120日よりも早く壊されてしまうことを溶血といいます．そのため，溶血は脾臓以外の場所で赤血球が壊されるものを指し，老化赤血球の生理的な破壊には，溶血という言葉は使用しません[1]．

❷ 貧血の定義

貧血とは循環赤血球の絶対数が減少した状態です．しかし，循環血液量を評価することは臨床現場では難しく，赤血球系の検査値を用いて貧血は定義されてきました．代表的な指標としてヘモグロビン（Hb）濃度が広く使用されています．世界保健機関（WHO）の基準では成人男性でHb 13g/dL以下，成人女性でHb 12g/dL以下を貧血と定義されています[2]．

❸ 貧血を起こす病態生理

　貧血発症には，**赤血球の産生低下**，**赤血球の消費の亢進**，**出血**が主な原因として挙げられます．なお，貧血の原因は複数の要因が重複することがあるため，注意が必要です[2]．

◆ 赤血球の産生低下

　何かしらの原因により正常な造血能が傷害されると，成熟赤血球が減少し貧血になります．通常，造血能が正常に保たれていれば貧血に応じて赤芽球が増加し，網赤血球への分化も促進されます．つまり，貧血の程度に比して網赤血球数が少ない場合は正常な造血が障害されている可能性があります．これを鑑別するためには，網赤血球産生指標（RPI）があり，ヘマトクリット（Hct）値と網赤血球を用いて計算することができ（式1），webツールもあるので参考にしてみてください．

　　RPI ＝網赤血球（%）× Hct（%）/45 × 1/網赤血球成熟係数 ⋯⋯⋯⋯⋯ 式1

　網赤血球成熟係数は男性ではヘマトクリットが45%，女性では40%のときに1として，ヘマトクリットが10%下がるごとに成熟係数は0.5%上がるとされます．正確な計算式は式2，式3となります．

　　男性：RPI ＝網赤血球（%）× Hct /45 ÷（3.25 − 0.05 × Hct） ⋯⋯⋯⋯ 式2
　　女性：RPI ＝網赤血球（%）× Hct /40 ÷（3.00 − 0.05 × Hct） ⋯⋯⋯⋯ 式3

　RPI ＜ 2なら産生低下，RPI ＞ 2なら貧血に対する骨髄の反応は正常ということになります．血が足りない分，骨髄ががんばって代償しようとしていることを意味します．たとえば，溶血性貧血，出血，鉄を補充された鉄欠乏性貧血などでは，RPI ＞ 2となります．

　赤血球産生の原因は大別し，**産生の低下と無効造血**があります[2]．

①産生の低下の原因

　a. 栄養素の欠乏（鉄，ビタミンB$_{12}$，葉酸）

　　鉄はヘモグロビンを合成するのに必要な栄養素で，鉄が欠乏すると貧血をきたします．鉄欠乏性貧血は鉄の供給低下，需要の増大，喪失によって生じますが，主に消化管出血や月経，不性器出血といった出血によるものが多いです．一方で，ビタミンB$_{12}$，葉酸欠乏によって，巨赤芽球性貧血を生じます．

　b. 骨髄造血器疾患

　　再生不良性貧血や赤芽球癆が主な疾患です．再生不良性貧血は造血幹細胞レベルの異常や，自己免疫的な機序が原因として提唱されており，汎血球減少と骨髄での造血の低下が特徴です．

赤芽球癆は先天性遺伝子異常，ヒトパルボウイルスB19や胸腺腫，自己免疫的機序による赤血球特異的な細胞障害が原因として考えられ，網赤血球と骨髄における赤芽球の減少による貧血が特徴的です．

c. 外因による造血障害（薬剤，化学療法，放射線）

悪性腫瘍の加療中に抗悪性腫瘍薬や放射線療法を施行して骨髄抑制をきたし，免疫学的な機序などで貧血を生じます．

d. 赤血球造血ホルモンの分泌低下

慢性腎機能障害に伴う赤血球造血ホルモンであるエリスロポエチンの分泌障害によって生じる貧血です．慢性腎機能障害ではエリスロポエチンを産生する腎の間質の細胞自体が数，機能的に障害された結果，分泌が障害されます．

e. 慢性疾患に伴う貧血

鉄欠乏性貧血に次いで2番目に多い貧血で，感染症や炎症性疾患，悪性腫瘍に伴って引き起こされる貧血です．慢性炎症によって鉄の吸収を調節するヘプシジンが炎症性サイトカインによって発現が亢進し，鉄の取り込みを抑制し，鉄の利用障害を引き起こすことや，エリスロポエチンの相対的な産生低下などが原因となり貧血を生じます．慢性疾患に伴う貧血は，血清鉄の低下，血清フェリチンの値が正常ないし増加を示します．慢性疾患に伴う貧血では血清鉄が減少しているので鉄欠乏性貧血との鑑別が問題になります．表2-2に慢性疾患に伴う貧血と鉄欠乏性貧血の検査所見を示すので参考にしてください[2]．

表2-2　慢性疾患に伴う貧血と鉄欠乏性貧血

	慢性疾患に伴う貧血	鉄欠乏性貧血
血清鉄	減少	減少
総鉄結合能（TIBC）	正常または減少	増加
トランスフェリン飽和度	減少	減少
血清フェリチン	正常または増加	減少

②無効造血[1]

無効造血とは骨髄内において赤血球造血が亢進しているものの，赤芽球系前駆細胞が正常に成熟することができず，骨髄内で細胞死をしてしまった結果，貧血を生じることをいいます．

代表的な疾患は以下のとおりです．

a. 巨赤芽球性貧血

前述のように，ビタミンB12，葉酸欠乏によって巨赤芽球性貧血は造血能低下が貧血発症の一因ではありますが，血球の分化障害も同時にきたすため，無効造血となります．

b. 骨髄異形成症候群（MDS）

骨髄において造血幹細胞の遺伝子異常が生じ，異常クローンが増殖する疾患で，

'前'白血病の段階と考えられています．異常細胞はアポトーシスを生じやすいため，無効造血となり，血球減少をきたしますが，必ずしも貧血を生じるとは限らず，白血球や血小板の減少のみを認めることもあります．

c. 鉄芽球性貧血

先天性，後天性に分けられます．先天性の場合の多くは，特定の遺伝子の異常で生じます．後天性の多くはMDSや薬剤性，亜鉛中毒，アルコール，銅欠乏などが原因で生じ，鉄の利用障害による貧血を生じます．

◆ 赤血球の消費の亢進

前述のように，寿命を終えた赤血球は脾臓内のマクロファージに貪食されますが，その寿命よりも早く貪食または破壊されると貧血の原因になります．そのことを'溶血'といいます．溶血の程度が軽度であれば貧血として顕在化はしませんが，造血亢進でも代償できないほどに溶血が進行すると貧血を呈します．溶血は血管外溶血と血管内溶血の２つに分類されます[2]．

①血管外溶血

先天性な原因として赤血球膜異常症，赤血球酵素異常症，異常ヘモグロビン症などがあります．

後天的には，自己免疫性溶血性貧血（温式）があります．赤血球膜状の抗原に対して自己抗体がつくられ，溶血性貧血を生じるものを自己免疫性溶血性貧血（AIHA）といいます．

狭義のAIHAは温式AIHAと呼ばれ，体温付近の温度で抗原抗体反応を起こしますが，寒冷凝集素症や発作性寒冷ヘモグロビン尿症で認められる冷式抗体は低温環境下のみで赤血球に接合し溶血をきたします（これを冷式AIHAといい血管内溶血をきたします）．

温式AIHAの主な原因としては膠原病（全身性エリテマトーデス，関節リウマチなど），リンパ増殖性疾患（慢性リンパ白血病，血管免疫芽球性T細胞リンパ腫など），後天性免疫不全症，感染症（EBウイルス，水痘ウイルスなど），腫瘍（胸腺腫，MDS，卵巣腫瘍）などが知られています．自己抗体が産生される機序はまだ明らかではありませんが，抗体が結合した赤血球が細網内皮系に捕捉されて溶血が生じます．

また，肝硬変などで脾臓の機能が亢進した結果赤血球の破壊が進行し溶血をきたすこともあります[1]．

②血管内溶血

血管内において機械的・物理的な「刺激によって赤血球が破壊される赤血球破砕症候群」が代表的な疾患です．

赤血球破砕症候群は通常の溶血所見に加えて，末梢血中に破砕赤血球が出現するのが特徴です．大動脈弁置換術や大動脈弁膜症で生じることが知られていますが，細血管でも溶血が起こり，これを細血管性溶血性貧血といいます．また，同時に血栓形成

によって臓器障害を生じることがあり，代表的な疾患としては血栓性血小板減少性紫斑病（TTP）と溶血性尿毒症症候群（HUS）があり，共通した臨床像を呈します[1]．

◆ 出　血

最も多い貧血の原因で，動脈性出血を生じる重篤な外傷や消化管，子宮病変などが基礎疾患となります．病歴聴取や各種検査による出血源の検索が重要となります．特に慢性期に経過する貧血では悪性腫瘍の検索が重要です[2]．

貧血を評価する検査値

1 検査値を用いた評価方法

貧血の精査は病歴とヘモグロビン，平均赤血球容積（MCV），平均赤血球ヘモグロビン量（MCH）である程度貧血の原因を推察し評価します．

貧血を評価する上で重要なことは，ヘモグロビンはもちろんのこと，赤血球の大きさを示すMCVや赤血球の平均ヘモグロビン量を示すMCHと合わせてアセスメントする必要があります．

Check 1　ヘモグロビン（Hb）を評価する O_2 の運搬能

O_2 を運搬するのが赤血球の役割の一つです．その中心的な役割を果たしているのがヘモグロビンです．ヘモグロビンはどのように酸素と結合し，O_2 の受け渡しはどのように行われているのでしょうか．

ヘモグロビンが O_2 と結合する能力は血液中の酸素分圧に依存しています．まずは図2-2の酸素解離曲線をみてください．

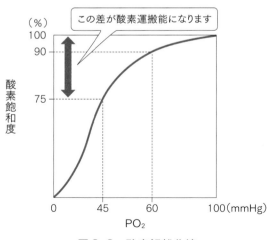

図2-2　酸素解離曲線

酸素分圧は血液中にどれくらいのO_2が溶けているのかを表します．ヘモグロビン酸素飽和度というのは，ヘモグロビン100個のうち何個のヘモグロビンがO_2と結合しているのかを表しています．

動脈血の酸素分圧は約100mmHgです．静脈血の酸素分圧は約40mmHgです．このときそれぞれのヘモグロビン酸素飽和度は，98％と75％です．この差の23％が末梢組織に送られるO_2となります．言い換えれば，100個のヘモグロビンのうち，わずか23個しか，O_2の受け渡しに携わっていないわけです．正常ならば，血液中100mLの中に，15gのヘモグロビンが含まれているので，15g×0.23＝3.45gのヘモグロビンがO_2の受け渡しをしています．1gのヘモグロビンは1.3mLのO_2と結合するので，血液が100mLであれば，3.45×1.3＝約4.5mLのO_2を受け渡すことができます[1]．

Check2 平均赤血球容積（MCV）を評価する

赤血球の大きさは平均赤血球容積（MCV）で表現されます．貧血を認めた場合にはMCVの大小で形態的に分類することがあります．

MCVの基準値は80〜100flで，以下のように分けられます．

MCV ≦ 80：小球性貧血

MCV＝81〜100：正球性貧血

MCV ≧ 101：大球性貧血

Check3 平均赤血球ヘモグロビン量（MCH）を評価する

MCHは平均赤血球ヘモグロビン量のことで，赤血球1個当たりのヘモグロビンをg数で表したものになります．MCHの基準値は28〜32pgです．

MCVと同様にMCHにより赤血球を分類します．

MCH ≦ 27：低色素性貧血

MCH ＝ 28〜32：正色素性性貧血

MCH ≧ 33：高色素性貧血

Check4 血清鉄，トランスフェリン，総鉄結合能（TIBC），不飽和鉄結合能（UIBC）を評価する

健常人は鉄を体内に3〜4gの鉄をもっています．鉄はさまざまな姿に変えて，筋肉中のミオグロビンやヘモグロビン，貯蔵鉄や血清鉄として分布しています．

鉄には二価鉄（Fe^{2+}）と三価鉄（Fe^{3+}）があり，生体内ではフリーのイオンとして存在はできず，トランスフェリン，アポフェリチン，ポルフィリン環類似物質に結合し存在しています．

貯蔵鉄はフェリチン，あるいはヘモジデリンの形で細胞内に存在しており，肝臓，脾臓などの網内系に多く貯蔵されています．

トランスフェリンに結合している鉄（Fe^{3+}）を血清鉄といいます．トランスフェリンは血漿タンパクの一つで，鉄の輸送タンパクです．トランスフェリンは腸管から吸収した鉄を骨髄（ヘモグロビンの合成の場）や網内系（貯蔵の場）に輸送したり，網内系で蓄えた鉄を骨髄に輸送したりします．

では，血清鉄やトランスフェリンなどの関係はどのようになっているのでしょうか．この理解には以下の3つの項目との関係を理解する必要があります．

　　①総鉄結合能（TIBC）
　　②不飽和鉄結合能（UIBC）
　　③血清鉄

TIBC，UIBC，血清鉄の3つの間には式4の関係式が成り立ちます．

TIBC ＝ UIBC ＋血清鉄 ··· 式4

簡単な例で説明すると，たとえばトランスフェリンを舟とします．1分子のトランスフェリンは2分子の血清鉄と結合することができるので，1艘の舟に2個の血清鉄を載せることができます．舟を50艘集め，そのうちに30個の鉄を載せていたとします．舟は理論上100個の鉄を載せることができます．ということは，70個分載せることのできる舟が残っていることになります（図2-3）．この場合，舟全体の艘数がTIBCに，空の舟がUIBCになります．

TIBCとはトランスフェリンの量そのものです．これはトランスフェリンに結合し得る鉄の量と言い換えることができます．この場合，TIBCは100，血清鉄は30，UIBCは70になります[1]．

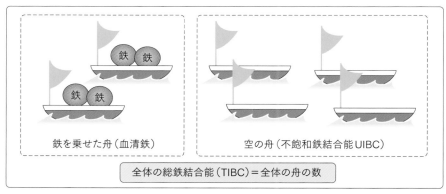

図2-3　鉄の代謝

Check5　フェリチンを評価する

前述したように，フェリチンは細胞内に存在する物質ですが，血液中にも存在し，

これを血清フェリチンといいます. 細胞内のフェリチンは鉄分子が2,000個近く含まれていますが, 血清フェリチンには鉄分子が数個しか入っていないのが特徴になります. 血清フェリチンは肝臓や脾臓で貯蔵されている貯蔵鉄の増減を敏感に反映します.

　貯蔵鉄が減少すると血清フェリチンも低値を示します. 図2-4のような氷山 (貯蔵鉄) と氷山の一角 (血清フェリチン) の関係に似ています[1, 3〜5].

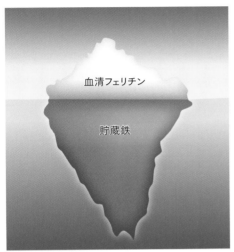

血清フェリチン

貯蔵鉄

図2-4　血清フェリチンと貯蔵鉄の関係

Check6　網赤血球を評価する

　網赤血球は‰で表現され, 1,000個の赤血球を数えたときに, 網赤血球がいくつ存在するかを意味します. 網状赤血球数の基準値は5〜20‰です. 網赤血球の数は骨髄中の赤血球の産生能をよく反映します[1, 5].

症例から学ぶ検査値を用いた貧血のアセスメント

1 症　例

47歳　女性
主　訴：耳鳴り, 立ち眩み
現病歴：数ヵ月前から運動後に疲れやすいことを自覚していた. 最近, 易疲労感の
　　　　ほかに耳鳴りを自覚したため, 内科外来へ受診した.
既往歴：なし　内服歴：なし　喫煙歴：なし

◆ 所　見

● バイタルサイン

体温 36.6℃，血圧 112/78mmHg，心拍数 72回/分，呼吸数 18回/分，SpO$_2$ 98％（室内気）

● 身体所見

意識清明，眼瞼結膜に蒼白を認めるが，眼球黄染を認めない．爪の変形はなく，舌の異常なし．心雑音は聴取しない．

◆ 検査値（血液一般検査）

項　目	検査値	基準値	単　位
WBC	4.0	3.3〜8.6	×10^3/mL
RBC	4.47	男性 4.35〜5.55　女性 3.86〜4.92	×10^6/mL
Hb	9.2	男性 13.7〜16.8　女性 11.6〜14.8	g/dL
Hct	31.7	男性 40.7〜50.1　女性 35.1〜44.4	％
MCV	70.9	83.6〜98.2	fL
MCH	20.6	27.5〜33.2	pg
PLT	4.93	1.58〜3.48	×10^4/μL
好中球	68	40〜60	％
リンパ球	23	18〜50	％
単球	8	2〜10	％
好酸球	0	1〜5	％
好塩基球	1	2〜5	％
網状赤血球数	13	5〜20	‰

◆ 検査値（生化学・血清学検査）

項　目	検査値	基準値	単　位
TP	7.2	6.6〜8.1	g/dL
Alb	4.1	4.1〜5.1	mg/dL
総ビリルビン	0.9	0.4〜1.5	mg/dL
直接ビリルビン	0.2	0.1〜0.5	mg/dL
AST	16	13〜30	U/L
ALT	10	男性 10〜42　女性 7〜23	U/L
LDH	188	124〜222	IU/L
ALP	324	106〜322	IU/L
γ-GTP	12	男性 10〜42　女性 7〜23	IU/L
CRE	0.46	男性 0.65〜1.07　女性 0.46〜0.79	mg/dL
BUN	15	8〜20	mg/dL
CRP	0.1	0〜0.14	mg/dL

◆ アセスメント（1回目）

　労作時の疲労感や耳鳴り眼瞼結膜の貧血を認めたことから貧血を疑い，採血を行いました．採血の結果，貧血を認め，貧血の原因を精査するために，さらに追加の検査を行いました．

　貧血の患者をみたときのアセスメントのポイントを説明します．

STEP1 まずは急性疾患で緊急治療の必要性の有無を評価します．

STEP2 貧血だけでなく，白血球や血小板の変化も解釈します．

STEP3 貧血の原因は，赤血球の産生低下，赤血球の消費の亢進，出血が考えられますので，病歴や採血結果の推移や，MCV，網赤血球を参考にアセスメントをします．

◆ アセスメント（2回目）

STEP1 緊急治療の必要性の有無を確認しましょう．

- 症状を伴う，あるいは急速に進行することが予測されるような貧血では，診断と同時に輸血を含めた治療を速やかに考慮をする必要があります．

- 起立性低血圧（臥位から起立で収縮期血圧20mmHg以上の低下か脈拍20回／分以上の上昇）や，脈拍数と血圧の逆転（心拍数＞収縮期血圧），ショック状態では多量出血が予測されます．

- 本症例の患者は血圧や脈拍数も安定し，貧血はあるものの緊急で治療介入は必要ありません．

STEP2 白血球や血小板の異常はなく，一系統（赤血球の減少のみ）であることがわかります．

　貧血を呈している場合，血液造血器疾患による貧血の場合もあり，そのような場合は，白血球や血小板の値が変化することがあり，貧血を認めた場合には同時に白血球や血小板の値も確認をしましょう．

STEP3 血液検査データよりヘモグロビンの値の低下を認め，貧血と考えられる検査所見であることがわかります．貧血の原因をアセスメントするために赤血球恒数（MCV，MCH）を評価します．本患者は小球性（MCV低下）および低色素性（MCH低下）であることがわかります．つまり小球性低色素性貧血に分類される貧血と判断できます[5]．

◆ 疾患を考えるプロセス

　小球性低色素性貧血とは具体的にどのような病態なのか考えてみます．小球性とは赤血球一つひとつの大きさが小型化していることを示し，低色素性とは赤血球1つに含まれるヘモグロビンの量が低下していることを意味しています．このような病態を生じる病態はヘモグロビン合成障害です．ヘモグロビンは鉄イオンをヘム基の形で含

む鉄タンパクです．その合成障害は，赤芽球内の鉄不足，ヘム基の骨格であるポルフィリン合成障害（薬剤，遺伝子変異）およびグロビン合成障害（先天性）といった3つの要因に分類できます．

　ただし，疾患の罹患率は圧倒的に鉄欠乏性貧血が多く，その次に高齢者や基礎疾患をもつ症例で慢性疾患に伴う貧血です．グロビン遺伝子変異で発症するサラセミアや無トランスフェリン血症および遺伝性鉄芽球性貧血はまれな疾患であり，小球性低色素性貧血をみたら，まずは鉄欠乏性貧血を第一に考え，追加検査を行います[4]．

　追加検査の結果を以下に示します．

◆ 検査値（追加検査）

項　目	検査値	基準値	単　位
血清鉄	19	男性 60〜200　女性 50〜160	μg/dL
TIBC	478	男性 253〜365　女性 246〜410	μg/dL
TSAT	4.0	20％以下で鉄欠乏	％
血清フェリチン	3.7	男性 13〜301　女性 5〜178	ng/dL
ビタミンB_{12}	767	180〜914	pg/mL
葉酸	9.59	4.0以上	pg/mL

◆ 追加検査のアセスメント

　鉄欠乏性貧血の状態を明らかにするためには，鉄動態を評価する必要があります．そのために血清鉄，TIBC，血清フェリチンを評価します．

　血清鉄は血清トランスフェリン結合鉄を，TIBCは血清トランスフェリンに結合し得る全鉄量を表し，トランスフェリンの血中タンパク濃度を反映します．トランスフェリンは肝臓で合成されるタンパク質で，鉄欠乏で産生が増加します．血清フェリチンは体内の鉄の貯蔵量をよく表す指標で鉄欠乏で低下します[4]．

◆ 診断と経過

　本症例の患者は鉄欠乏性貧血の診断基準である，ヘモグロビンの低下，血清フェリチン3.7ng/dL，TIBC 479μg/dLと上昇し，診断基準を満たしているため，鉄欠乏性貧血の診断で治療が開始されました．内服鉄剤が開始されて，治療開始後2〜3ヵ月後にヘモグロビンの上昇を認めました．鉄欠乏性貧血の原因としては上部内視鏡検査が施行され，胃・十二指腸潰瘍を指摘され，プロトンポンプ阻害薬が開始されました．

◆ 症例の振り返り

　貧血は不定愁訴に近い主訴から慢性の貧血の場合，自覚症状がない人もいます．普段から血液検査をアセスメントする習慣を身につけ，身体所見と採血結果を合わせて貧血のアセスメントができるとよりよいと思います．

　貧血の原因疾患は多岐にわたり，専門的な検査を要することもありますが，まず看

護師として重要なことは貧血に伴う，「バイタルサインの破綻」の有無になります．

　急性進行性の貧血はときに致死的となりうることがあります．そのような中で，貧血の原因の精査と治療を並行する必要があり，必要に応じて輸血も検討しなければいけません．点滴の種類，投与速度の確認や，迅速に輸血が可能となるように血液型や不規則抗体，交差適合試験の提出の有無の確認も重要です[4]．

　本症例の患者に緊急性はありませんでしたが，貧血に伴う症状として目眩を呈していました．転倒のリスクも高くなるため，日常生活援助から緊急を要する介入まで幅広く対応ができるように，採血結果と症状も合わせて普段からアセスメントを行う習慣が身につけられるようにしましょう．

❷ デキる看護師のポイント

▶ 貧血の患者をみたらまず，ただちに治療介入が必要なのか検討する．

▶ 貧血の分析はヘモグロビン，MCV，MCH を用いて貧血の分類を評価する．

▶ 貧血の分類を評価したら，網赤血球で赤血球の産生能を評価する．

❖ 参考文献
1）村山裕二：新 病態生理できった内科学 5 血液疾患．医学教育出版社，2009．
2）齋藤　慧，張替秀郎：貧血とは何か，貧血が起こるメカニズムは．診断と治療，107（5）：523-528，2019．
3）竹下畠孝：鉄欠乏性貧血の診断と治療．診断と治療，107（5）：565-568，2019．
4）潮崎宏子，泉二登志子：鉄欠乏性貧血の検査と診断，日本内科学会雑誌，99（6）：1213-1219，2010．
5）岡田　定：誰も教えてくれなかった 血算の読み方・考え方．医学書院，2011．

3 出血傾向かな？ と思ったら

出血傾向の病態生理

1 止血・線溶のメカニズム（図3-1）

　どの診療科・外来・病棟・在宅で勤務していても出血傾向を呈する患者，抗凝固薬・抗血小板薬を内服している患者に出会う機会は多いのではないでしょうか．出血傾向を引き起こす疾患・症候群にはさまざまなものがあり，その患者を看る上で止血（凝固）・線溶のメカニズムを理解しておくことはとても大切です．

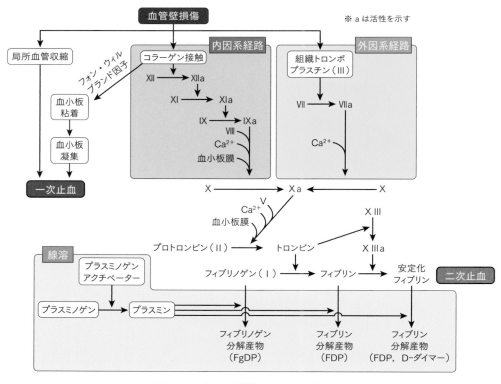

図3-1　止血・線溶のメカニズム

血液は血管の破綻をきたし，血管内腔から外に出ると凝固します．血液凝固は血小板，凝固因子などさまざまな要素による凝固カスケード（連鎖的に物事が生じる）により血栓がつくられることで止血が完了します．そして止血が得られると次はできた血栓を溶かす線溶というプロセスが始まります．血栓が溶かされる頃には，破綻をきたした血管が修復されもとの状態に戻ります[1, 2]（図3-2）.

◆ 一次止血のメカニズム

一次止血は血小板凝集による止血です（図3-2-②）.

血管壁が破綻すると組織のコラーゲンがむき出しになります．このコラーゲンと血小板をフォン・ウィルブランド因子が橋渡しして粘着を開始します．粘着した血小板は活性化されて，さらにほかの血小板とも接着していきます[3].

このように，血小板とフォン・ウィルブランド因子による凝集塊を血小板血栓（一次止血栓）と呼び，止血の最初のステップである一次止血が行われます．しかし，血小板血栓は壊れやすく止血としては不十分です．また血小板数が少なかったり，機能に障害があったりすると，小さな血管壁の破綻であっても止血されず，点状出血などを認めることがあります.

◆ 二次止血のメカニズム

二次止血は凝固因子活性化による血栓形成です（図3-2-③）.

血小板の粘着，凝集が起こると同時に血漿に含まれる凝固因子が活性化され，血液凝固が始まります．血液凝固には内因系と外因系の2つの経路があります.

内因系経路は血液中の凝固因子だけで進行するもので，破綻血管に接触した第XII因子が活性化され，引き続きほかの凝固因子を次々と活性化していきます．トロンビンによってフィブリノゲンからフィブリンが生成され，同時にトロンビンによって活性化された第XIII因子によってフィブリンは安定化され，フィブリン塊（血栓）が完成します.

外因系経路は組織の損傷による組織因子と第VII因子が反応することにより進行するもので，第III因子である組織トロンボプラスチンと接触して複合体を形成し，第X因子を活性化します．その後は内因系と同じメカニズムでフィブリン塊を形成します.

◆ 線溶のメカニズム

線溶は血栓の溶解です（図3-2-④）.

破綻血管の修復とともに，フィブリン血栓は分解されます．このメカニズムを線溶と呼び，これはプラスミンが中心的な役割を果たします．血管内皮細胞から産生されるプラスミノゲンアクチベーターがプラスミノゲンに作用することによって線溶の活性をもつプラスミンが生成されます．プラスミンによって分解されたフィブリンはフィブリン分解産物（FDP）となります[3].

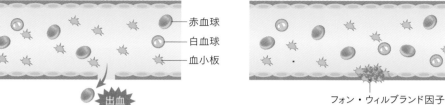
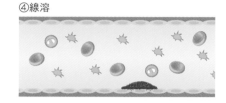

①出血
赤血球
白血球
血小板
出血

②一次止血
フォン・ウィルブランド因子

③二次止血
凝固因子
トロビン
フィブリノゲン → フィブリン

④線溶

図3-2　止血・線溶のイメージ

　一方，血漿中にはプラスミン抑制因子も存在し，凝固系と線溶系はバランスを維持した上で機能しています．重篤な感染症や悪性腫瘍などによりこのバランスが崩れ，微小血栓が多発したり出血傾向を引き起こす病態が，播種性血管内凝固症候群（DIC）です．

❷ 凝固異常・抗凝固薬

　凝固因子は，第IV因子（Ca^{2+}）を除きすべてタンパク質で，多くは肝臓で合成されます．中でも第II（プロトロンビン），VII，IX，X因子の産生はビタミンK依存性なので，肝障害やビタミンK欠乏があると出血傾向となることがあります．

　血友病は凝固因子の欠損により血液凝固が進まず，関節内や筋肉内などに出血をきたす疾患です．血友病Aでは第VII因子が欠損し，血友病Bでは第IX因子が欠損しています．

- ワルファリン：ビタミンK拮抗薬であるワルファリンは，ビタミンK依存性因子の産生を抑制して抗凝固作用を示します．

- ヘパリン：アンチトロンビンはトロンビンに結合し，その活性を阻害します．ヘパリンはアンチトロンビンとトロンビンの結合を促進することで抗凝固作用を示します．

- 抗血小板薬：脳梗塞や心筋梗塞の発症には血小板凝集が関与しており，血小板の凝集を抑制するアスピリンなどの抗血小板薬が予防・治療に使用されます．

出血傾向を評価する検査値

▮ 血小板（PLT）

①血小板（PLT）とは？

　血小板は骨髄中で巨核球の細胞質からつくられ，一次止血において重要な役割を担います．血中の血小板の寿命は1週間程度と短く，病的な破壊亢進や産生低下があると急速に減少します．検査値は末梢静脈血1μL中の血小板の数で示されます．

②基準値：15～40万/μL

③血小板検査が異常となる疾患

　a. 高値を示す場合

- 慢性骨髄増殖性疾患：造血幹細胞が腫瘍性に異常増殖することによるもので，慢性骨髄性白血病や真性多血症などの疾患がある
- 症候性血小板増多症：炎症性疾患，悪性腫瘍，手術，溶血性貧血などによる骨髄での血小板産生が促進されている状態

　b. 低値を示す場合

- 骨髄での血小板生成の低下：悪性腫瘍の骨髄浸潤や急性白血病によるもの
- 末梢での血小板消費の増加：DICや血栓性血小板減少性紫斑病（TTP）による微小血栓の形成に伴う消費の亢進．また，特発性血小板減少性紫斑病（ITP）や全身性エリテマトーデス（SLE）による免疫グロブリン結合血小板の破壊亢進
- 脾臓での捕捉の亢進：脾腫により脾機能が亢進し，正常血小板の補足破壊をきたす

④看護のポイント

　血小板が減少しても5万/μL以上あれば臨床的に問題となることは少ないですが，出血を引き起こす可能性がある転倒や粘膜損傷には注意が必要です．廊下やトイレの床の滑り止め使用など生活環境の整備，爪を短く引っかかりがないようにするなどの生活援助を心がけます[4]．一方，1万/μL以下では自然出血をきたし，致命的となることもあるので，補充などの治療が必要となります[5]．

▮ プロトロンビン時間（PT）

①プロトロンビン時間（PT）とは？

　外因系（第Ⅶ因子）と共通系（第Ⅰ，Ⅱ，Ⅴ，Ⅹ因子）の異常を検出する検査です．凝固因子を合成している肝臓の機能障害や，合成に必要なビタミンKが不足すると延長します．

　プロトロンビン時間は，一般的に血液が凝固するまでの時間をそのまま表しますが，試薬のトロンボプラスチンによって正常値に相違があるため，正常対照血漿と比

較してプロトロンビン比・活性値として表す方が合理的です．活性値（％）が低いほどプロトロンビン時間が長いことを意味します．また，プロトロンビン時間の試薬による誤差を標準化するため，国際標準化された試薬を用いて指数化したPT-INRという表記方法もあります．PT-INRは数字が大きいほどプロトロンビン時間が長いことを意味します．ワーファリン使用時の効果判定にはPT-INRが一般的に用いられます[6]．

②基準値

　　PT：10〜15秒（用いる試薬，機器により異なる）

　　PT活性：80〜100％

　　PT-INR（国際標準比）：0.9〜1.1

③プロトロンビン時間が異常となる疾患

　　a. 延長を示す場合

　　　・先天性凝固因子欠乏症：第Ⅰ，Ⅱ，Ⅴ，Ⅶ，Ⅹ因子欠乏および機能異常

　　　・肝機能障害：肝臓で合成される凝固因子のため，肝硬変・劇症肝炎などの肝疾患での欠乏

　　　・DIC：微小血栓の多発に伴う凝固因子の消費による延長

　　b. 短縮を示す場合

　　　・血栓症（凝固亢進）

④看護のポイント

　　第Ⅶ因子はターンオーバーが速いため，重症肝障害で産生が低下すると，速やかにプロトロンビン時間の延長として表れるので，劇症肝炎の診断には不可欠の検査になります．

　　採血は，抗凝固薬の入った専用の採血管で規定量を正しく注入する必要があります．また，検体の温度は不安定化因子となるため，採取後は速やかに提出するようにします．

③ 活性化部分トロンボプラスチン時間（APTT）

①活性化部分トロンボプラスチン時間（APTT）とは？

　　内因系（第Ⅻ，Ⅺ，Ⅸ，Ⅷ因子）と共通系（第Ⅰ，Ⅱ，Ⅴ，Ⅹ因子）の異常を検出する検査です．プロトロンビン時間と同様に肝機能障害，ビタミンK不足で延長します．一般的に秒数で表し，ヘパリン投与時の効果判定に用いられます．

②基準値：30〜45秒

③活性化部分トロンボプラスチン時間が異常となる疾患

　　a. 延長を示す場合

　　　・先天性凝固因子欠乏症：第Ⅰ，Ⅱ，Ⅴ，Ⅷ，Ⅸ，Ⅹ，Ⅺ，Ⅻ因子欠乏および機能異常．第Ⅷ因子欠乏を血友病A，第Ⅸ因子欠乏を血友病Bという

　　　・DIC：微小血栓の多発に伴う凝固因子の消費により延長

b. 短縮を示す場合
- 血栓症（凝固亢進）

4 フィブリノゲン（Fg）

①フィブリノゲン（Fg）とは？
　フィブリノゲンは肝臓で合成される糖タンパクで第Ⅰ因子です．第Ⅱ因子であるトロンビンにより活性化され，フィブリンへ変化することで止血効果を発揮します．

②基準値：200〜400mg/dL

③フィブリノゲンが異常となる疾患
- 高値を示す場合：感染症，悪性腫瘍，脳梗塞，心筋梗塞，ネフローゼ症候群，妊婦
- 低値を示す場合：DIC，肝障害，大量出血，血栓症あるいは線溶亢進時，先天性無フィブリノゲン血症

④看護のポイント
　血中のフィブリノゲン量が60mg/dL以下で出血傾向が出現し凝固時間が延長します．700mg/dL以上で血栓形成傾向が出現するといわれています[4].

5 フィブリン分解産物（FDP）/フィブリノゲン分解産物（FgDP），D-ダイマー

①フィブリン分解産物（FDP）とは？
　凝固カスケードの最終でフィブリノゲンからフィブリン血栓が形成されますが，止血が完了して不要となったフィブリンやフィブリノゲンはプラスミンにより分解されます（線溶）．この線溶の過程で生じる物質であり，DICなど血栓が多発して線溶が亢進すればフィブリン分解産物が増加します．

　線溶は一次線溶と二次線溶に分けられます[4].
- 一次線溶：血中のフィブリノゲンがプラスミンによって分解され，フィブリノゲン分解産物（FgDP）が生じます．これは血管内凝固が**ない**線溶です．
- 二次線溶：血管内凝固により生じたフィブリンがプラスミンによって分解され，フィブリン分解産物が生じます．これは血管内凝固が**ある**線溶です．

　通常のFDPと呼ばれる検査では，このフィブリン分解産物とフィブリノゲン分解産物の両方を測定しています．そのためDICなどが疑われる場合には，真のフィブリン分解産物を測定するためにフィブリノゲン分解産物にはないフィブリン分解産物中のD-ダイマーを測定します．D-ダイマーは体内に血栓が存在することを示します．

②基準値

　FDP：5μg/mL 以下

　D-ダイマー：0.5～1.0μL/mL

③FDP/D-ダイマーが異常となる疾患

　a. 高値を示す場合

　　• DIC：フィブリン分解産物は高度（40μg/mL 以上）に増加することが多い

　　• 血栓症：心筋梗塞，肺塞栓症，深部静脈血栓症（DVT）など

④看護のポイント

　D-ダイマーの検査特性はメーカーにより異なりますが，血栓症に対して感度が高く特異度が低い傾向は同じです．これは，肺塞栓症や深部静脈血栓症でD-ダイマーは陽性となりますが，手術後や悪性腫瘍患者，病的意義のない血栓でも陽性となるため，肺塞栓症や深部静脈血栓症の確定診断はできませんが，陰性であればこれらの疾患を除外できるということです．

症例から学ぶ検査値を用いた出血傾向のアセスメント

1 症　例

60歳代　女性

主　訴：発熱，倦怠感，排尿時痛

現病歴：3日前から倦怠感，排尿時痛を認めていたが，その他著明な症状なく自宅で過ごしていた．昨夜より38℃台の発熱を認めたため，本日内科外来を受診した．

既往歴：なし　内服歴：なし　喫煙歴：なし　飲酒歴：機会飲酒

◆ 所　見

●バイタルサイン

　体温 38.9℃，血圧 110/62mmHg，心拍数 108回/分，呼吸数 25回/分，SpO_2 95％（室内気）

●身体所見

　咽頭発赤なし，扁桃発赤なし，眼瞼結膜貧血なし，右肋骨椎体角の叩打痛あり

　胸部：聴診所見なし　四肢：浮腫なし　皮膚軽度湿潤　出血斑なし

◆ 検査値（血算・生化学検査）

項　目	検査値		基準値	単　位
WBC	14.2	↑	3.3〜8.6	$\times 10^3/\mu L$
RBC	3.9		男性 4.35〜5.55　女性 3.86〜4.92	$\times 10^6/\mu L$
Hb	12.1		男性 13.7〜16.8　女性 11.6〜14.8	g/dL
Hct	38.4		男性 40.7〜50.1　女性 35.1〜44.4	%
PLT	7.2	↓	15.8〜34.8	$\times 10^4/\mu L$
TP	6.7		6.6〜8.1	g/dL
Alb	3.5	↓	4.1〜5.1	g/dL
AST	27		13〜30	U/L
ALT	23		男性 10〜42　女性 7〜23	U/L
LDH	189		124〜222	U/L
ALP	300		106〜322	−
γ -GTP	11		男性 10〜42　女性 7〜23	−
T-Bil	1.2		0.4〜1.5	mg/dL
BUN	15		8〜20	mg/dL
CRE	0.77		男性 0.65〜1.07　女性 0.46〜0.79	mg/dL
GLU	105		73〜109	mg/dL
CRP	8.9	↑	0〜0.14	mg/dL

◆ 検査値（尿検査）

項　目		検査値		基準値
尿反応		5.5		4.5〜8.5
尿蛋白半定量		−		−〜＋／−
尿糖半定量		−		−
尿潜血反応		＋	↑	−
尿沈渣	赤血球	1〜4		1〜4/HPF 以下
	白血球	30	↑	1〜4/HPF 以下
	扁平上皮	1 >		1〜4/HPF 以下

胸部レントゲン：心胸郭比 48%，肺うっ血なし，胸水なし，異常陰影なし
腹部レントゲン：イレウス像なし，異常陰影なし

◆ アセスメント（1回目）

　発熱，倦怠感，排尿時痛を主訴に内科外来を受診されている．バイタルサインでも発熱，頻脈，頻呼吸を認めます．重度なショック状態ではありませんが，バイタルサインの変動には注意を要する状態と判断できます．

　何らかの感染症を疑い，総血球数算定（CBC）・生化学検査・一般尿検査・血液培養・尿培養を採取，胸腹部X線検査を行った．

　白血球増多，CRP高値など炎症反応の上昇および血小板の低下を認めます．また，一般尿検査では，白血球を多数認めます．そのほかの血液検査から，貧血なし，脱水なし，肝機能・腎機能の異常値なし，栄養状態も良好でした．

　尿路感染からの敗血症を疑います．DICも疑いますので，凝固検査を追加します[7]．

memo
CRP ＝ C 反応性タンパク

◆ 追加検査（凝固検査）

項　目	検査値		基準値	単　位
PT%	75	↓	80～100	%
PT（INR）	1.3	↑	0.9～1.1	—
PT 秒	17	↑	10～15	秒
APTT	50	↑	30～45	秒
Fg	120	↓	200～400	mg/dL
アンチトロンビン	70	↓	80～130	%
FDP	42	↑	5.0以下	μg/mL
D-ダイマー	6.5	↑	1.0以下	μg/mL
TAT	18	↑	4.0未満	ng/mL

◆ アセスメント（2回目）

追加検査での凝固検査を含め，各DIC診断基準に当てはめて考えていきます．

①旧厚生省DIC診断基準（表3-1）

基礎疾患なしで0点，臓器障害なしで0点，フィブリン分解産物≧40μg/mLで3点，血小板5～8万/mLで2点，フィブリノゲン100～150mg/dLで1点，プロトロンビン時間比1.25～1.67で1点となります．合計7点であり7点以上のためDICと判定されます．

②日本血栓止血学会DIC診断基準（表3-2）

発熱を主訴に来院し，炎症反応が高値であり尿路感染症の疑いのため，感染症型で判定を行います．血小板5～8万/μLで2点，フィブリン分解産物≧40で3点，プロトロンビン時間比1.25～1.67で1点，アンチトロンビン＞70で1点，TAT基準範囲上限の2倍以上で1点，肝不全なしで0点となります．合計8点であり5点以上のためDICと判定されます[8]．

表3-1　旧厚生省DIC診断基準

	基礎疾患	出血症状	臓器症状	FDP（μg/mL）	血小板（mL）	フィブリノゲン（mg/dL）	PT比
0	なし	なし	なし	＜10	≧12万	＞150	＜1.25
1	あり	あり	あり	≧10, ＜20	＞8万, ≦12万	≦150, ＞100	≧1.25, ＜1.67
2	-	-	-	≧20, ＜40	＞5万, ≦8万	≦100	≧1.67
3	-	-	-	≧40	≦5万	-	-

・7点以上でDIC，6点はDICの疑い
・DICを疑う患者では診断のための補助的検査・所見のうち2項目以上を満たせばDICと判定する
　可溶性フィブリンモノマー陽性，D-ダイマー高値，TAT高値，PIC高値，病態の進行に伴う得点の増加傾向，抗凝固療法による改善
・新生児・産科領域・劇症肝炎のDICには適応しない

表 3-2　日本血栓止血学会 DIC 診断基準

		血小板 (mL)	FDP (μg/mL)	フィブリノゲン (mg/dL)	PT 比	アンチトロンビン (%)	TAT, SFまたは F1＋2	肝不全
基本型	-3	-	-	-	-	-	-	あり
	0	＞12	＜10	＞150	＜1.25	＞70	基準範囲上限の2倍未満	なし
	1	＞8, ≦12	≧10, ＜20	＞100, ≦150	≧1.25, ＜1.67	≦70	基準範囲上限の2倍以上	-
	2	＞5, ≦8	≧20, ＜40	≦100	≧1.67	-	-	-
	3	≦5 (24時間以内に30%異常の減少＋1)	≧40	-	-	-	-	-
造血障害型	-3	-	-	-	-	-	-	あり
	0	-	＜10	＞150	＜1.25	＞70	基準範囲上限の2倍未満	なし
	1	-	≧10, ＜20	＞100, ≦150	≧1.25, ＜1.67	≦70	基準範囲上限の2倍以上	-
	2	-	≧20, ＜40	≦100	≧1.67	-	-	-
	3	-	≧40	-	-	-	-	-
感染症型	-3	-	-	-	-	-	-	あり
	0	＞12	＜10		＜1.25	＞70	基準範囲上限の2倍未満	なし
	1	＞8, ≦12	≧10, ＜20		≧1.25, ＜1.67	≦70	基準範囲上限の2倍以上	-
	2	＞5, ≦8	≧20, ＜40	-	≧1.67	-	-	-
	3	≦5 (24時間以内に30%異常の減少＋1)	≧40	-	-	-	-	-

基本型は6点以上，造血障害型は4点以上，感染症型は5点以上でDIC

③急性期 DIC 診断基準（表 3-3）

全身性炎症反応症候群（SIRS）診断基準を確認すると，体温＞38℃，心拍数＞90回/分，呼吸数＞20回/分，白血球数＞12,000/μLでありSIRS 4であり，≧3で1点，血小板≧8万/μLで3点，PT-INR≧1.2で1点，フィブリン分解産物≧25μg/mLで3点となります．合計8点であり4点以上のためDICと判定されます．

④ ISTH overt DIC 診断基準（表 3-4）

血小板＜10万/μLで1点，FDP著明増加で3点，プロトロンビン時間延長3〜6秒で1点，フィブリノゲン＞100μg/mLで0点となります．合計5点であり，5点以上のためDICと判定されます．

memo
ISTH overt DIC は国際血栓止血学会が提示した診断基準である

35

表3-3　急性期DIC診断基準

	SIRS	血小板（mm³）	PT比	FDP（μg/mL）
0	0-2	≧12万	<1.2	<10
1	≧3	≧8万，<12万 あるいは24時間以内に30%以上の減少	≧1.2	≧10，<25
2	-	-		-
3	-	<8万 あるいは24時間以内に50%以上の減少		≧25

・4点以上でDIC
・SIRS診断基準：体温>38℃あるいは<36℃，心拍数>90回/分，呼吸数>20回/分あるいは
PaCO₂<32mmHg，白血球数>12,000/μLあるいは<4,000/μL
・血小板数減少はスコア算定の前後いずれの24時間以内でも可能

表3-4　ISTH overt DIC診断基準

	血小板数	フィブリン関連産物	PT延長（秒）	フィブリノゲン（mg/mL）
0	≧10万	-	<3	≧100
1	<10万	-	3≦　≦6	<100
2	<5万	中等度増加	>6	-
3	-	著明増加	-	-

・5点以上でDIC
・Overt DICに関連するとされる基礎疾患がなければこの基準は使用しない

◆ 診断と経過

　　この症例では，いずれの診断基準に照らし合わせてもDICと判定される結果となり，尿路感染による敗血症からDICを引き起こしたものと考えられます．

　　入院加療とし，広域抗菌薬投与とともにトロンボモデュリンの投与を開始しました．2日後，尿培養で大腸菌が検出され抗菌薬のデエスカレーションを行いました．

◆ 症例の振り返り

　　DICは悪性腫瘍や重症感染症，産科疾患を原因として，血管内で異常な凝固系の活性化により全身に微小血栓が多発する症候群です．進行すると凝固因子が消費され，線溶系亢進となり出血傾向をきたし，多臓器不全などにより死に至ることもあります．DICはどの診療科でも起こり得る重篤な病態であるため，看護師は十分な知識を持っておく必要があります．

　　DICにはさまざまなスコアがあるため，スコアにより微妙な差が発生することもあります．各スコアには特異度が高いが感度が低い，限定的な疾患・患者にのみ適応できるなどの特徴がありますので，どのスコアを採用するのか？　他の臨床所見はどうなのか？　総合的に判断し，早期治療につなげることが大切です[3]．

　　DICにはさまざまな病態が知られていますが，線溶抑制型（臓器障害>出血傾向，敗血症など），線溶亢進型（臓器症状<出血傾向，急性前骨髄球性白血病，腹部大動

脈瘤など），線溶均衡型（臓器症状・出血傾向ともに軽度，固形癌など）の3病型に分類されます．DICでは活性化部分トロンボプラスチン時間/プロトロンビン時間ともに延長し，フィブリン分解産物が著明に増加するのが特徴です．

　本症例においては，採血上出血傾向を認めますが出血斑などは認めず，ヘモグロビンの低下など貧血所見も認めないことから，現状では大きな出血合併症は引き起こしていないと思われます．出血傾向の状態にある患者さんは，実際に出血しているわけではないが，いったん出血を引き起こすと止血困難に陥る可能性があります．そこで転倒予防や爪の手入れ，皮膚・粘膜保護など出血を起こさない看護援助が求められます．

❷ デキる看護師のポイント

▶ 凝固検査の基準値を知り，異常の程度を知ることができる

▶ 凝固線溶のカスケードを理解し，出血傾向の原因を追究できる

▶ 出血予防のための看護援助を提供できる

❖ 参考文献
1）　小澤静司：標準生理学 第7版.528-529,医学書院，2011.
2）　彼末一之：やさしい生理学 第6版.19-21．南江堂，2011.
3）　萩原將太郎：よくわかる血液内科 第1版.82-101,145-171,医学書院，2018.
4）　江口正信：検査値早わかりガイド 第2版．千葉明彦 編，70-97,医学芸術社，2005.
5）　浅野嘉延：看護のための臨床検査 第1版.25-31,南山堂，2015.
6）　野口善令：診断に自信がつく検査値の読み方教えます 第1版.54-64,74-80,羊土社，2013.
7）　吉田　博：臨床検査のガイドライン JSLM2018.199-203,日本臨床検査医学会，2018.
8）　朝倉英策：日本血栓止血学会 DIC 診断基準 2017年版．日本血栓止血学会誌，28（3）：369-391,
　　 2017.

呼吸不全かな？　と思ったら

呼吸不全の病態生理

❶ 呼吸・循環・代謝のシステム

　呼吸不全と思ったら，血液ガス分析をみて患者状態を把握することになりますが，そのためにはまず，呼吸・循環・代謝の密接な関係を理解することが重要です．血液ガス分析は，呼吸不全時の血液中に溶解している酸素（O_2）や二酸化炭素（CO_2）などの確認に用いられる検査です．本節ではいくつか式が出てきます．苦手意識をもっている方もいると思いますが，電卓を使って患者状態を把握できるようになると，看護アセスメントは確実にスキルアップします．

◆ 呼吸とは

　呼吸とは，O_2を体内に取り込み，CO_2を体外に排出することです．この機能をガス交換といいます．呼吸には，外呼吸と内呼吸があります．外呼吸は，肺胞と毛細血管のガス交換です．つまり，血液中のヘモグロビン（Hb）が吸気のO_2を受け取り，CO_2を呼気に排出する呼吸です．内呼吸は，毛細血管と組織（細胞）とのガス交換，すなわち，ヘモグロビンが外呼吸で受け取ったO_2を細胞に渡し，不要なCO_2を血液に渡す呼吸です．内呼吸により細胞に運ばれたO_2を使い，エネルギーが産生されます（図4-1）.

◆ 循環とは

　循環とは，生命維持に必要なO_2や栄養（グルコース）等を，心臓から大動脈へ送り出す血液により細胞へ送り，大静脈より心臓へ再び血液が戻ってくることです．循環は図4-1に示す通り，肺循環，体循環の2経路があり，いずれの経路でもガス交換が行われています．肺循環では外呼吸により，体循環では内呼吸によりガス交換が行われます．このように循環器と呼吸器は密接に関係しています．

◆ 代謝とは

　代謝とは，さまざまな栄養素が細胞で合成・分解されていく過程です．分解過程で

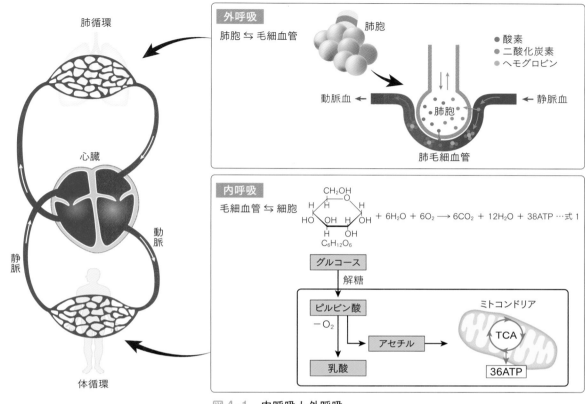

図4-1　内呼吸と外呼吸

は，栄養素であるブドウ糖・脂肪酸・アミノ酸が代謝され，生命維持に必要なエネルギー（ATP）を産生します．このプロセスは式1のように示すことができます（図4-1）．式1は，細胞内での代謝，すなわち血液から取り込まれたグルコースとO_2から，生体のエネルギーとなるATPとCO_2が生成されることがわかります．

◆ 血液のpH調節と呼吸

細胞で産生された大部分のCO_2は赤血球に取り込まれ，水（H_2O）と反応して炭酸（H_2CO_3）になります．炭酸は血液中では重炭酸イオン（HCO_3^-）と水素イオン（H^+）として存在します（式2）．

$$H_2O + CO_2 \rightleftarrows H_2CO_3 \rightleftarrows H^+ + HCO_3^- \quad\cdots\cdots\cdots\cdots\cdots\cdots\cdots\cdots\cdots \text{式2}$$

血液中のHCO_3^-は肺に運ばれ，式2の左向き反応によりCO_2とH_2Oが生成され，肺胞からCO_2が排出されます．一方，血液中のH^+は，腎臓から体外へと排出されます．このプロセスは血液のpH調節に関わっています．CO_2が赤血球に取り込まれると血液中のH^+濃度が上昇，すなわち酸性に傾きます．CO_2が肺胞から排出されると

血液中のH$^+$は体外へ排出され濃度が低下し，アルカリ性となります．

Henderson-Hasselbalch の式からは，HCO$_3$$^-$ が血液酸塩基平衡状態，つまりpHに関与することがわかります（式3）．

$$pH = pK + \log \frac{[A^-]}{[HA]} = 6.1 + \log \frac{[HCO_3^-]}{[H_2CO_3]} \quad\cdots\cdots\cdots\cdots\cdots\cdots\cdots\cdots\cdots 式3$$

式の理解は難しいかもしれませんが，呼吸・循環・代謝のシステムが単独ではなく1つの流れとして関連しているということを理解してください．

❷ 血液ガスに関する用語

呼吸不全に入る前にもう1つ基本的な知識として，血液ガスとそれに関連する用語の整理をしておきたいと思います．

血液ガスにおける，血液は動脈血，静脈血などの種類を表しています．一般的に動脈血を評価することが多いです．ガスとはO$_2$，CO$_2$などを表し，それに関連した因子（検査値）が血液ガス分析の検査として行われています．

①pH：水素イオン濃度指数

酸性とアルカリ性（塩基性）のバランスの指標です．水素イオン（H$^+$）の濃度を示しています．

生体は正常な生命活動を営むためにpHが7.35～7.45の一定範囲で保たれるように働きます．この酸性とアルカリ性のバランスを保つ働きを酸塩基平衡といいます．酸塩基平衡を酸性側にしようとする状態をアシドーシスいい，これによりpH＜7.35になった状態をアシデミアといいます．一方，酸塩基平衡をアルカリ側にしようとする状態をアルカローシスといい，これによりpH≧7.45になった状態をアルカレミアといいます．

②PaCO$_2$：動脈血二酸化炭素分圧

動脈血中の二酸化炭素分圧を示しており，肺胞換気量（呼吸性因子）の指標になります．動脈血中に残っているCO$_2$の濃度を意味していますので，PaCO$_2$が高いと換気が不十分の状態（CO$_2$の呼出が不十分で，血液中のCO$_2$が蓄積している），PaCO$_2$が低いと過剰換気の状態（CO$_2$が呼出し過ぎており，血液中のCO$_2$が少な過ぎること）を示します．

③PaO$_2$：動脈血酸素分圧

動脈血中の酸素分圧を示しており，血液酸素化の指標になります．動脈血中の受け取ったO$_2$濃度を意味していますので，PaO$_2$が高いと動脈血のO$_2$が十分，低いと不十分となります．ガス交換の評価の一指標であると覚えておいて下さい．ガス交換の評価は，後で説明するように複合的な評価が必要になります．

④SaO$_2$：動脈血酸素飽和度

　動脈血中の酸素飽和度を示しており，O$_2$とヘモグロビンが何％結合しているかを表しています．これもガス交換の評価の一指標であると覚えておいて下さい．よく用いる似た数値にSpO$_2$があります．Pはpulseoximetricで，SpO$_2$はパルスオキシメーターで測定した（末梢動脈血）酸素飽和度です．血液ガス測定のSaO$_2$値とモニターのSpO$_2$値は近似値になります．

⑤HCO$_3^-$：重炭酸イオン

　動脈血中の重炭酸イオンの濃度を示しています．式2でわかるように，代謝により生成されたCO$_2$が化学的に溶解されて，HCO$_3^-$として血漿中に存在します．HCO$_3^-$は腎臓による酸塩基平衡の調整因子になり，代謝性因子の指標になります．

⑥BE（base excess）：ベースエクセス

　酸塩基平衡（pH）は，呼吸性因子（PaCO$_2$）と代謝性因子（HCO$_3^-$）でバランスを取っています．BEは血液を37℃，PaCO$_2$40Torrに平衡させることで，pH7.40に戻すために必要な酸（H$^+$）の量を表しています．代謝性因子の指標になり，BE＜－2mEq/Lの場合は塩基過剰（≒代謝性アシドーシス），BE＞＋2mEq/Lの場合は塩基不足（≒代謝性アルカローシス）を判断できますが，呼吸性因子の変動を取り除いているので，BEのみで酸塩基平衡を評価すると間違うことがあります．

3 呼吸不全とは

　ここではまず，呼吸不全の定義，診断基準，分類を押さえていきましょう．

　呼吸不全の定義は1996年厚生省特定疾患「呼吸不全」調査研究班より「呼吸機能障害のため動脈血ガス（特にO$_2$とCO$_2$）が異常値を示し，そのために正常な機能を営むことができない状態」とされています[1]．

　呼吸不全の診断基準は表4-1のように室内気吸入時の動脈血酸素分圧（PaO$_2$）≦60Torrの状態（＝低酸素血症）とされています．

　呼吸不全の診断分類は2つに分けられ動脈血酸素分（PaO$_2$）≦60Torrの状態で，

・Ⅰ型呼吸不全：PaCO$_2$＜45Torrの状態
・Ⅱ型呼吸不全：PaCO$_2$≧45Torrの状態（＝高二酸化炭素血症）

とされており，さらに時間経過により急性呼吸不全，慢性呼吸不全，慢性呼吸不全の急性増悪と分類されます．

表4-1　呼吸不全の診断基準

1	室内気吸入時の動脈血動脈血酸素分圧（PaO$_2$）が60Torr以下となる呼吸器系の機能障害またはそれに相当する異常状態を呼吸不全と診断する
2	1に加えて，二酸化炭素分圧（PaCO$_2$）が45Torrより下の状態をⅠ型呼吸不全，PaCO$_2$が45Torr以上の状態をⅡ型呼吸不全に分類する
3	慢性呼吸不全とは呼吸不全の状態が少なくとも1ヵ月間持続するものをいう

41

❹ 呼吸不全の原因

　呼吸不全の原因，すなわち動脈血酸素分圧（PaO_2）≦ 60 Torr（低酸素血症）の原因には，肺胞前レベルでの①換気障害と，肺胞レベルでの②ガス交換障害があります．先程示した I 型・II 型呼吸不全と合わせて覚えておきましょう．呼吸不全の原因を図4-2にまとめました．

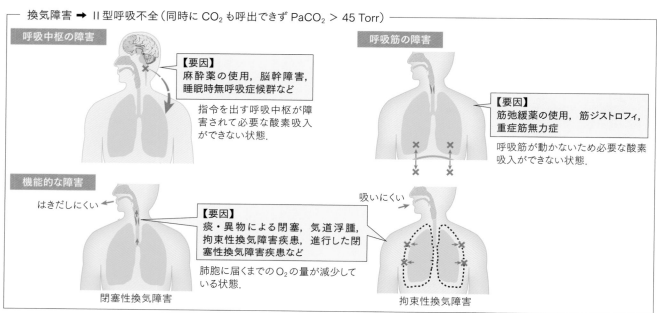

― 換気障害 ➡ II 型呼吸不全（同時に CO_2 も呼出できず $PaCO_2 > 45$ Torr）―

呼吸中枢の障害

【要因】
麻酔薬の使用，脳幹障害，睡眠時無呼吸症候群など

指令を出す呼吸中枢が障害されて必要な酸素吸入ができない状態．

呼吸筋の障害

【要因】
筋弛緩薬の使用，筋ジストロフィ，重症筋無力症

呼吸筋が動かないため必要な酸素吸入ができない状態．

機能的な障害

はきだしにくい

【要因】
痰・異物による閉塞，気道浮腫，拘束性換気障害疾患，進行した閉塞性換気障害疾患など

肺胞に届くまでの O_2 の量が減少している状態．

閉塞性換気障害

吸いにくい

拘束性換気障害

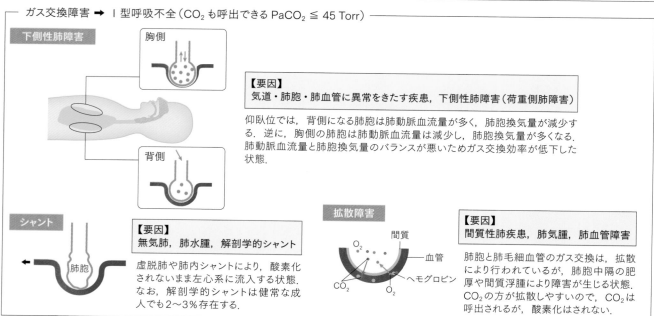

― ガス交換障害 ➡ I 型呼吸不全（CO_2 も呼出できる $PaCO_2 ≦ 45$ Torr）―

下側性肺障害

胸側

背側

【要因】
気道・肺胞・肺血管に異常をきたす疾患，下側性肺障害（荷重側肺障害）

仰臥位では，背側になる肺胞は肺動脈血流量が多く，肺胞換気量が減少する．逆に，胸側の肺胞は肺動脈血流量は減少し，肺胞換気量が多くなる．肺動脈血流量と肺胞換気量のバランスが悪いためガス交換効率が低下した状態．

シャント

肺胞

【要因】
無気肺，肺水腫，解剖学的シャント

虚脱肺や肺内シャントにより，酸素化されないまま左心系に流入する状態．なお，解剖学的シャントは健常な成人でも2〜3％存在する．

拡散障害

間質
O_2
血管
CO_2
ヘモグロビン
O_2

【要因】
間質性肺疾患，肺気腫，肺血管障害

肺胞と肺毛細血管のガス交換は，拡散により行われているが，肺胞中隔の肥厚や間質浮腫により障害が生じる状態．CO_2 の方が拡散しやすいので，CO_2 は呼出されるが，酸素化はされない．

図4-2　呼吸不全の原因

呼吸不全を評価する検査値

1 検査値を用いた評価方法

　血液ガス分析では，表4-2のようにその他のデータも含めてさまざまな検査データが一緒に出てきます．評価する上で最重要項目はpH，$PaCO_2$，PaO_2，HCO_3^-の4項目です．そして血液ガス分析では，1）ガス交換と2）酸塩基平衡の2つの項目を評価します．2つを混同せず，順を追って評価しましょう．

表4-2　動脈血ガス分析

項　目	基準値	単位	評　価	意　味
pH 水素イオン濃度	7.35～7.45	—	pH↑：アルカレミア pH↓：アシデミア	酸性とアルカリ性（塩基性）のバランスの指標
$PaCO_2$ * 動脈血二酸化炭素分圧	35～45	Torr	表4-6を参照	肺胞換気量の指標
PaO_2 * 動脈血酸素分圧	80～100	Torr	PaO_2↑：O_2の過剰投与，脱水など拡散上昇 PaO_2↓：酸素化能の低下	血液酸素化の指標 ガス交換の評価の一指標
SaO_2 * 動脈血酸素飽和度	95～100	%	SaO_2↓：HbとO_2の結合率の低下	O_2とHbの結合 ガス交換の評価の一指標
HCO_3^- 重炭酸イオン	24±2	mEq/L	表4-6を参照	代謝因子の指標に
BE（base excess） 塩基余剰	0±2	mEq/L	BE↑：塩基過剰（HCO_3^-増加） BE↓：塩基不足（HCO_3^-減少）	代謝因子の指標に

＊本書では動脈血の値を示します．検査データはPO_2，PCO_2，SO_2で記載されていると思います．「a」が動脈血を表しています．
血液ガスではHb，Hct，電解質（Na^+，K^+，Cl^-，Ca^{2+}，Mg^{2+}），血糖値（Glu），乳酸値（Lac）などが記載されています．

2 ガス交換の評価

　ガス交換に用いる検査値はPaO_2，SaO_2，$PaCO_2$です．つまり，p.38で説明した内呼吸と外呼吸が行われているかを4つのCheckで評価します．その4つの評価で，O_2の量は充分か，きちんと運ばれているか，運んでいる条件は揃っているか，を見極めることができます．そのため，酸素化（O_2量）の評価はCheck1だけでも充分ですが，Check1で酸素化が不良であった場合は次のCheck2～4で詳細な評価をしていきましょう．

　少し話は脱線しますが，PaO_2の評価で「PaO_2↑：脱水などの拡散上昇」と書きました．これは拡散障害（図4-2）と逆のことが起きた場合です．炎症などの理由で肺胞と毛細血管の間に拡散障害が起きると，ガス交換が障害され呼吸不全になります．しかし，逆に肺胞と毛細血管の間が拡散しやすくなると，ガス交換が促進されPaO_2

43

は上昇します．その拡散しやすくなる理由の一つが脱水です．もしもPaO_2が，450Torrや500Torrなどの高い値を示していたら，脱水になっていないか他の所見と比べて考慮しましょう．

Check1 PaO_2を評価する（酸素量の確認）

PaO_2は，動脈血の中にあるO_2量を示します．PaO_2の値は投与されているO_2投与状況により変化しますので，吸入気酸素濃度（F_IO_2）を用いてPaO_2/F_IO_2比（P/F比）で評価します．P/F比の標準は健常成人で400前後になり，そこからどのくらい低下しているかで酸素化を評価します．200未満であれば重度呼吸不全になります．

たとえば，F_IO_2が0.8（80％），PaO_2が350Torrの場合，P/F比は437になるので標準です．

人工呼吸器の場合は，設定されているF_IO_2を用います．しかし，この式には人工呼吸器で設定できる呼気終末陽圧（PEEP）が含まれていません．PEEPで酸素化も上がりますので，同じP/F比でもPEEPが高い方が酸素化は悪いと考えます．

酸素療法の場合は，F_IO_2の参考表があるので代用することができます（表4-3）．室内気の場合，F_IO_2は0.21で計算します．

表4-3 酸素療法でのF_IO_2

鼻カニューレ		フェイスマスク		リザーバー付きマスク	
酸素流量（L/min）	F_IO_2	酸素流量（L/min）	F_IO_2	酸素流量（L/min）	F_IO_2
1	0.24	5	0.4	6	0.6
2	0.28	6	0.5	7	0.7
3	0.32	7	0.6	8	0.8
4	0.36	—	—	9	0.9
5	0.40	—	—	10	1.0
6	0.44	—	—	—	—

Check2 SaO_2を用いた酵素解離曲線を評価する（酸素運搬量の確認）

SaO_2は動脈血におけるヘモグロビンの酸素飽和度を表しており，組織にO_2をどのくらい運んでいるかを知ることができます．たとえば，SaO_2が98％であれば，ヘモグロビンも98％に飽和しているため正常であることがわかります．なお，SpO_2（経皮的動脈血酸素飽和度）とSaO_2の測定値に差がなければSpO_2でも評価できます．まずは測定値の差がないかを確認してください．

そのうえで，酸素解離曲線を評価しましょう（図4-3）．この曲線は以下の指標になります．

・SaO_2が90％，PaO_2が60Torrで低酸素血症の指標
・SaO_2の値で組織にO_2の受け渡しができているかの指標

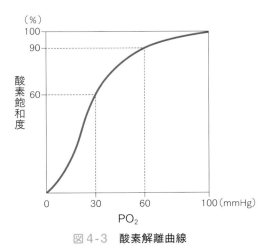

図 4-3　酸素解離曲線

SaO_2 が低下すると末梢組織に O_2 が届いていないことを意味し，ATP 生成に O_2 を使わない嫌気性代謝が亢進します．嫌気性代謝の指標として，乳酸値（Lac）が上昇します．血液ガス検査では Lac も表示されると思いますので，一緒に Check して下さい．

Check3　$A\text{-}aDO_2$ を評価する（運ぶ条件の確認）

$A\text{-}aDO_2$（肺胞気動脈血酸素分圧較差）は肺胞と動脈血の酸素分圧の差を表しており，肺が O_2 をどのくらい取り込めるかがわかります．また，$A\text{-}aDO_2$ は健常成人で 5〜10 Torr ですが，呼吸不全のガス交換障害では $A\text{-}aDO_2$ が開大するため，それが判断指標となります．

$A\text{-}aDO_2$ を知るためには，まず肺胞気（P_AO_2）を計算し，さらに P_AO_2 を用いて $A\text{-}aDO_2$ を割り出す計算が必要です．

①肺胞気（P_AO_2）の計算は式 4 を使います．

memo
$A\text{-}aDO_2$ は人工呼吸器や酸素投与中では正確な評価はできません

$$P_AO_2 = (760 - 47) \times F_IO_2 - \frac{PaCO_2}{0.8} \quad\cdots\cdots\text{式 4}$$

多くの場合で，大気圧の 760 Torr（海抜 0 m の気圧），飽和水蒸気圧の 47 Torr（吸い込んだ空気の湿気），呼吸商の 0.8（O_2 と CO_2 の交換比率）を当てはめて計算することができます．

なお，標高 0 m で室内気（F_IO_2）= 0.21 であれば式 5 に $PaCO_2$ を代入すれば計算できます．150 は標高 0 m の酸素分圧です．

$$P_AO_2 = 150 - \frac{PaCO_2}{0.8} \quad\cdots\cdots\text{式 5}$$

②P_AO_2を計算したら，それを用いて$A\text{-}aDO_2$を計算します．P_AO_2とPaO_2の差が$A\text{-}aDO_2$になり（$A\text{-}aDo_2 = P_AO_2 - PaO_2$），基準値は≦年齢×0.3になります．この差が開くと低酸素血症やガス交換に障害があることになります．

Check4　DO_2・CaO_2を評価

この項目はスワンガンツカテーテル，もしくはフロートラックセンサーの装着が必要になりますので，Check1～3で異常を認めた場合にさらに詳細にO_2運搬能を調べる時に評価します．

DO_2（Delivery O_2）はO_2運搬能を示しており，その値はCaO_2（動脈血酸素含有量 arterial O_2 content）とCO（心拍出量 cardiac output）を掛けたものになります（式6）.

$$DO_2（mL/kg/min） = CaO_2 × CO \quad\text{式6}$$

COはスワンガンツカテーテルや，概算にはなりますがフロートラックセンサーを装着していると測定することができます．

また，CaO_2とは血液中に実際に含まれるO_2量を表しています．PaO_2やSaO_2が高くても，ヘモグロビンが少なければ末梢組織に十分なO_2が運ばれているとはいえません．酸素化が本当に充分であるかを見極めるためには，DO_2・CaO_2を評価しなくてはいけません（式7）.

$$CaO_2（mg/dL） = （1.39 × Hb × SaO_2） + （0.0039 × PaO_2） \quad\text{式7}$$

式7の（$1.39 × Hb × SaO_2$）は，ヘモグロビンと結合しているO_2量を表しています．ヘモグロビンは1gに1.39mLのO_2と結合します．SaO_2は酸素飽和度，つまり何％のヘモグロビンと結合できているかでしたね．（$0.0039 × PaO_2$）は，血液中に溶解しているO_2量を示します.1Torrで血液中に直接溶解するO_2量は0.0039mLとなります．なお，CaO_2の基準値は成人の場合16～22mL/dLです．

DO_2の基準値は，先ほども述べたようにCOが測定できないと求めることができません．心疾患，心不全などの心機能に問題がなければそこは正常と考え，CaO_2で評価します．

③ 酸塩基平衡の評価

酸塩基平衡に用いる検査値はpH，$PaCO_2$，HCO_3^-です．生体は正常な生命活動を営むためにpHを一定に保とうとし，酸性とアルカリ性のバランスをとろうと働きます．評価は5つのステップで行います．

STEP 1 pHを評価

pHの基準値（7.35〜7.45）の範囲内か，アシデミア（pH < 7.35）か，アルカレミア（pH ≧ 7.45）かを評価します．

STEP 2 $PaCO_2$，HCO_3^-を評価

pHの変化は呼吸性か代謝性どちらかを評価するため，$PaCO_2$とHCO_3^-の値を確認します．

pHの正常値（7.35〜7.45）に対して，HCO_3^-が変化している場合は，代謝性アシドーシスか代謝性アルカローシスになります．$PaCO_2$の変化は，呼吸性アシドーシスか呼吸性アルカローシスです（表4-4）．

表4-4 $PaCO_2$とHCO_3^-の基準

pH < 7.35 (アシデミア)	$PaCO_2$ ↑	呼吸性アシドーシス
	HCO_3^- ↓	代謝性アシドーシス ▶ STEP2-2 へ
pH ≧ 7.45 (アルカレミア)	$PaCO_2$ ↓	呼吸性アルカローシス
	HCO_3^- ↑	代謝性アルカローシス

memo
正常値 $PaCO_2$：35〜45 Torr
HCO_3^-：24 ± 2 mmol/L

STEP 2-2 代謝性アシドーシスのときは，アニオンギャップ（AG）を評価

血漿中（細胞外液）の主な陽イオンと陰イオンの値を表4-5に示します．

memo
陽イオンをカチオン（cation），陰イオンをアニオン（anion）といいます

表4-5 血症中の陽イオンと陰イオン

体液区分 (mEq／L)		細胞内液	細胞外液	
			組織間質	血漿
陽イオン	Na^+	15	144	142
	K^+	150	4	4
	Ca^{2+}	2	2.5	5
	Mg^{2+}	27	1.5	3
	計	194	152	154
陰イオン	Cl^-	1	114	103
	HCO_3^-	10	30	27
	HPO_4^-	100	2	2
	SO_4^{2-}	20	1	1
	有機酸	0	5	5
	蛋白質	63	0	16
	計	194	152	154

細胞膜毛　細血管壁

アニオンギャップ（AG）とは，陽イオン（Na⁺）と陰イオン（Cl⁻，HCO₃⁻）の差をみることをいいます（式8）．別の言い方をすると，主な陰イオンであるCl⁻，HCO₃⁻以外の陰イオン（HPO₄⁻，SO₄²⁻，有機酸，タンパク質など）をみることで，代謝性アシドーシスの原因究明に有用な指標になります（図4-4）．

$$AG = Na^+ - (Cl^- + HCO_3^-)$$ ‥‥‥‥‥‥‥‥‥‥‥‥‥‥‥‥‥‥‥‥‥‥‥‥ 式8

アニオンギャップは正常か増加するかしかありませんので，基準値12±2より大きければ以下の原因を考えることができます．

- AG正常代謝性アシドーシス：下痢，尿細管性アシドーシス
- AG増加代謝性アシドーシス：乳酸アシドーシス，ケトアシドーシス，腎不全，中毒

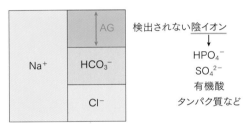

図4-4　アニオンギャップ（AG）

STEP3　代償性変化を評価

代償というのはpHをなるべく7.4に近づけようとする防御システムです．呼吸性に対しては代謝で，代謝性に対しては呼吸で代償しようと働きます．たとえば，代謝性アシドーシスでHCO₃⁻が低下すると，呼吸数を増やしてCO₂を呼出して（PaCO₂↓）代償します．ここでは，代償ができているか否かを評価します．代償性変化については表4-6にまとめました．

それぞれの代償変化が目安を超える場合は，複数の病態が合併している可能性が考えられます．

表4-6 代償性変化の目安

代償性変化		代償の目安
代謝性アシドーシス		HCO_3^- 1mEq/L 低下すると，$PaCO_2$ 1.3Torr くらい低下して代償する
代謝性アルカローシス		HCO_3^- 1mEq/L 上昇すると，$PaCO_2$ 1.3Torr くらい上昇して代償する
呼吸性アシドーシス	急性	$PaCO_2$ 1Torr 上昇すると，HCO_3^- 0.1mEq/L くらい上昇して代償する
	慢性	$PaCO_2$ 1Torr 上昇すると，HCO_3^- 0.4mEq/L くらい上昇して代償する
呼吸性アルカローシス	急性	$PaCO_2$ 1Torr 低下すると，HCO_3^- 0.2mEq/L くらい低下して代償する
	慢性	$PaCO_2$ 1Torr 低下すると，HCO_3^- 0.4mEq/L くらい低下して代償する

STEP4 原因を類推

血液ガスの検査値はバイタルサインや症状（咳，痰，疼痛など）と一緒で，患者の起こっている変化，情報の一部です（表4-7）．その原因を類推し，それぞれの症状に合わせたケアをしていきましょう．

表4-7 代償性変化の原因

代償性変化		原因の類推
代謝性アシドーシス	AG 正常	下痢，尿細管性アシドーシス
	AG 増加	乳酸アシドーシス，ケトアシドーシス（糖尿病性，アルコール性，飢餓）腎不全，中毒など
代謝性アルカローシス		嘔吐，脱水，利尿薬，高 Ca 血症，低 K 血症，大量輸血（クエン酸）など
呼吸性アシドーシス		低換気，呼吸不全，肺うっ血など
呼吸性アルカローシス		過換気

症例から学ぶ検査値を用いた呼吸不全のアセスメント

❶ 症 例

50歳 男性
主訴：発熱，咳嗽，呼吸困難
現病歴：2日前から感冒症状があり自宅で様子をみていた．本日，呼吸困難が出現したので，家族と共に救急車でERを受診した．
既往歴：なし 内服歴：なし 喫煙歴：なし

◆ 所　見

● バイタルサイン

体温 39.0℃，血圧 110/62mmHg，心拍数 108回/分，呼吸数 24回/分，SpO_2 93%（室内気）

● 身体所見

呼吸音：左中肺野に呼吸音減弱を認める，皮膚湿潤軽度あり，嘔気・嘔吐なし，チアノーゼなし，下腿浮腫なし，眼瞼結膜異常なし

◆ 検査値（動脈血液ガス分析）

項　目	検査値	基準値	単　位
pH	7.34	7.35〜7.45	―
$PaCO_2$	46	35〜45	Torr
PaO_2	75	80〜100	Torr
SaO_2	92	95〜100	%
HCO_3^-	25	24±2	mEq/L
Hb	15.5	男性 13.7〜16.8 女性 11.6〜14.8	g/dL

◆ アセスメント（1回目）

呼吸困難で救急車でERを受診しており，動脈血で採血（血液ガスを含む）を行った．まず血液ガスで，ガス交換について，次に酸塩基平衡について評価していきましょう．

①ガス交換の評価

Check1　室内気の PaO_2 は 75Torr なので，P/F比＝75／0.21＝357 になります．

Check2　SpO_2 93% と SaO_2 92% の乖離はありません．

Check3　P_AO_2 ＝ 150 －（46／0.8）＝ 92.5　$A\text{-}aDO_2$ ＝ 92.5 － 75 ＝ 17.5
基準値は ≦年齢×0.3 なので15．$A\text{-}aDO_2$ が開大していますので，ガス交換障害があると考えられます．

Check4　CaO_2 ＝（1.39×15.5×0.92）＋（0.0039×75）＝ 19.82 ＋ 0.29 ＝ 20.11　基準範囲内です．

呼吸困難を訴えていますので，経鼻カニューレで酸素投与を開始してもよい数値と考えられます．

②酸塩基平衡を評価

STEP1　pH：7.34 でアシデミアです．

STEP2　$PaCO_2$ が上昇しており，呼吸性アシドーシスが考えられます．

STEP2-2　なし

STEP3　HCO_3^- の上昇はなく，代償性変化はまだ起こっていないと推測されます．

STEP4　呼吸性アシドーシスの原因は低換気，呼吸不全ではと類推されます．

◆ 追加検査（血算・生化学検査）

項　目	検査値		基準値	単　位
WBC	18.8	↑	3.3～8.6	×10³/μL
RBC	4.7		男性 4.35～5.55 女性 3.86～4.92	×10⁶/μL
Hb	15.5		男性 13.7～16.8 女性 11.6～14.8	g/dL
Hct	45.3		男性 40.7～50.1 女性 35.1～44.4	%
MCV	89.2		83.6～98.2	fL
MCH	28.2		27.5～33.2	pg
MCHC	33.4		31.7～35.3	g/dL
PLT	29.2		15.8～34.8	×10⁴/μL
TP	7.2		6.6～8.1	g/dL
Alb	4.8		4.1～5.1	g/dL
AST	28		13～30	U/L
ALT	27		男性 10～42 女性 7～23	U/L
LDH	190		124～222	U/L
ALP	205		106～322	IU/L
γ-GTP	18		男性 10～42 女性 7～23	IU/L
T-Bil	0.8		0.4～1.5	mg/dL
BUN	12		8～20	mg/dL
CRE	0.81		男性 0.65～1.07 女性 0.46～0.79	mg/dL
GLU	102		73～109	mg/dL
CRP	3.2	↑	0～0.14	mg/dL

胸部X線写真：右中肺野に透過性低下領域あり
胸部CT：右中葉区に浸潤影あり，胸水なし

◆ アセスメント（2回目）

　血液検査よりWBC，CRPの上昇を認め，炎症があることが推測される．

　胸部X線写真と胸部CTより肺炎像を認める．

　その他の血液検査から，貧血なし．脱水なし．肝機能・腎機能の異常値なし．栄養状態も良好であり．

◆ 診断と経過

　血液ガスの結果より，低換気，呼吸不全，呼吸性アシドーシスを認めたので，経鼻3LでO₂投与を開始し，点滴ルートを確保して輸液を開始した．その後，SpO₂は99％に上昇し，呼吸困難は消失した．

　画像検査により右肺炎と診断され，入院加療をすることとなった．血液培養を2セットと，喀痰培養を実施した．点滴ルートを確保し，抗菌薬による治療を開始した．

◆ 症例の振り返り

　ER来院時の情報で，主訴が発熱，咳嗽，呼吸困難であれば，まず「何か感染症があるのかな？」と考えるでしょう．そして，表4-8のような呼吸困難の鑑別診断を考え，他の原因は考えないかを頭に思い浮かべておきます[2]．

表4-8　呼吸困難の鑑別診断

頻度の高い疾患	見逃してはいけない疾患
慢性閉塞性肺疾患（COPD）	うっ血性心不全
気管支喘息	気道狭窄
肺炎	（緊張性）気胸
間質性肺炎	肺塞栓症
過換気症候群	貧血

　そんな中，検査として，採血（血液ガスを含む），O_2投与，点滴ルートの確保をまず行うだろうなと予想ができ，実施できるように準備しておきます．これを先読みといいます．先読みができていると診療の流れがスムーズになるだけではなく，患者への負担を軽減したり，緊急時にも迅速でタイムリーな対応をすることができます．ERでは「さるもちょうしんき」（図4-5）は受け入れ準備の必需品です．患者情報を得た時点で何が必要かを考える習慣をつけましょう．

　さて，症例のように臨床でも血液検査が出るまでに少し時間がかかりますが，ERであれば血液ガスは迅速に測定することが可能な施設も多いでしょう．血液ガスが出てきた時がデキる看護師の介入ポイントです．血液ガス分析は，1）ガス交換と2）酸塩基平衡の2つの項目で評価します．STEPで順番に評価していけば，O_2が必要か，原因は何かがより細かく分析できると思います．

　ER来院時に「肺炎」かな？　と思う看護師もいるかもしれません．しかし，鑑別診断から他の原因も考えながらより細く分析し，他の血液検査や画像検査との情報を統合して原因を考えていけるのが重要だと思います．診断や治療の流れがわかっていると，事前に準備ができたり，異常があった時に早期発見，早期対応ができると思います．

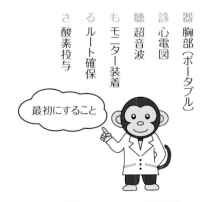

器　胸部（ポータブル）
診　心電図
聴　超音波
も　モニター装着
る　ルート確保
さ　酸素投与

最初にすること

図4-5　さるも聴診器

❷ デキる看護師のポイント

▶ 呼吸循環と呼吸不全の病態生理は化学式も理解してメカニズムを深く理解する．

▶ 血液ガス分析は，1）ガス交換と2）酸塩基平衡の2つの項目で評価する．

▶ 酸素化に問題がある時はガス交換について4 Check を用いて詳細に評価する．

▶ 酸塩基平衡は4STEP で評価する．

▶ 検査データの評価で止まらないのが，真のデキる看護師！　その原因についても考える．

▶ 一連の流れを考えて把握し，先読みでタイムリーに介入，緊急事態にも備える．

❖ 参考文献

1）厚生省特定疾患「呼吸不全」調査班 編：「呼吸不全」診断と治療のためのガイドライン．10-13，メディカルビュー社，1996.
2）山中克郎，岩田充永，澤田覚志：救急研修マニュアルER の哲人．52，シービーアール，2006.

5 脱水かな？ と思ったら

脱水の病態生理

■1 体液量調節のシステム

　脱水は私たちの普段の生活でもよくみかけます．しかし，体内の働きで調整されることにより，健康な人であれば日常生活を送ることができます．脱水といっても病態は1つではなく，症状は軽症なものから場合によっては意識障害や死に至るまで幅広いです．脱水を評価するためには，体内の水分調節のメカニズムを理解し，どのような脱水状態であるかを把握することが重要です．

◆ ホメオスタシス

　生物は生命維持のため，毎日の食事や飲水から体内に水分を摂取し，尿や便として体外へ排泄します．ヒトの体には，生体を取り巻く外部環境の変化に影響されずに，体内の内部環境を一定に保とうとする仕組みがあり，ホメオスタシスと呼ばれます．体内の水分量（体液量）はこのホメオスタシスの働きによって一定に保たれています．

◆ 体液の生理

　ヒトは約37兆個の細胞からなり，細胞内・外は水や電解質などを含んだ水分（体液）で満たされています（図5-1）．健康な成人では体内の水分量は身体の約60％であり，そのうち約40％は細胞内液，残り約20％は細胞外液から成っています．さらに細胞外液は約15％の管外液（組織間液，間質液），約5％の管内液（血漿，リンパ液など）に分けられます．

◆ 電解質

　体液にはさまざまな電解質が含まれており，細胞内・外での陽イオンと陰イオンの和は等しく存在しています．内訳としては，細胞外液ではナトリウムイオン（Na^+）やクロールイオン（Cl^-）が，細胞内液ではカリウムイオン（K^+）のほか，マグネシウムイオン（Mg^{2+}）や無機リン酸（HPO_4^{2-}）が多く含まれています．

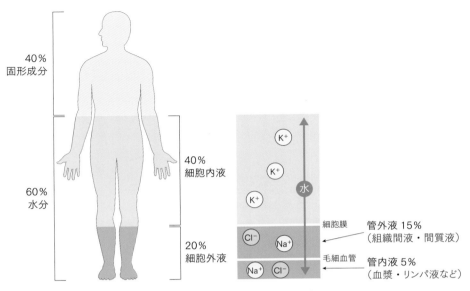

図5-1　成人の体液量と組成

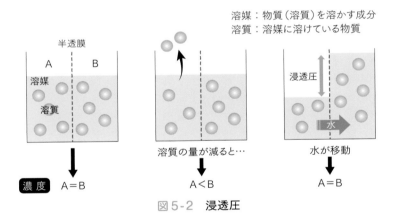

溶媒：物質（溶質）を溶かす成分
溶質：溶媒に溶けている物質

図5-2　浸透圧

◆ 浸透圧

　細胞内・外は水分（溶媒）で満たされており，その中には電解質など（溶質）が含まれています．細胞内・外は細胞膜という半透膜で分けられており，ほとんどの溶質は細胞内・外を自由に行き来することができません．したがって，溶質の量が変化した場合には，溶媒が溶質の少ない方から多い方へ移動して，細胞内・外の濃度を一定に保とうとします．このときに生じる圧力を浸透圧といいます（図5-2）．細胞内・外の水の移動に働きかける主な電解質（溶質）は，細胞外液に多く含まれる Na^+ であり，何らかの原因によって Na^+ の濃度が変動した場合に，細胞内・外の水分（溶媒）の量が変化します．

55

◆ 体液量調節のメカニズム

体内の水分量を一定に保つため，ヒトの体では2つの自動調節機能が働いています．

①浸透圧調節のメカニズム

発汗などで体内よりナトリウム（溶質）が減少することで血漿浸透圧が上昇します．すると，間脳にある浸透圧受容体で浸透圧が上昇したことを感知し，口渇中枢を刺激します．刺激による飲水行動が起きる結果，体内へ水分を取り入れられるため，血漿浸透圧が低下します．また，血漿浸透圧が上昇すると脳下垂体後葉より抗利尿ホルモン（ADH）が分泌されます．ADHが腎臓に働きかけることで遠位尿細管での水の再吸収を促進し，尿量を減少させて血漿浸透圧を正常に保ちます．

memo
抗利尿ホルモン（ADH）はバソプレシンともいいます

②細胞外液量調節のメカニズム

細胞外液量（循環血漿量）が減少すると，腎臓へ流れる血液量が減少します．すると，腎臓にある傍糸球体装置がこれを察知し，レニンを分泌することでアンジオテンシン系が活性化し，副腎皮質からのアルドステロンの分泌を促します．アルドステロンには，腎臓にある集合管でのNa$^+$の再吸収を促す働きがあり，Na$^+$の移動に伴い，水も同時に移動するため，細胞外液量が増え，体内の水分量減少が抑えられます．

また，心房と静脈の接合部位や肺血管に存在する心肺部圧受容器が細胞外液量（循環血漿量）の減少を感知し，ADHが分泌されます．結果，腎臓における遠位尿細管での水の再吸収を促進することで，細胞外液量（循環血漿量）を正常に保ちます．

以上のように，体内には体液量を一定に保つための自動調節機能が備わっていますが，この調節メカニズムが障害された場合や，メカニズムで調節できる範囲を超えた水分やナトリウムが消失した場合に脱水となります（図5-3）．

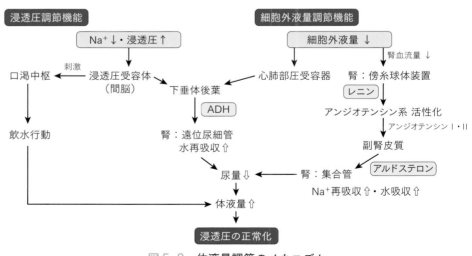

図 5-3　体液量調節のメカニズム

（文献1より作成）

❷ 脱水とは

脱水とは，何らかの原因により体内の水分量が正常よりも減少している状態をいい，水分の喪失量が供給量を上回った状態です．原因としては，主に下痢，嘔吐，大量発汗，経口摂取不足，過剰利尿，出血などがあります．

1日の水分摂取量・排泄量と脱水の原因について図5-4と表5-1にまとめました．

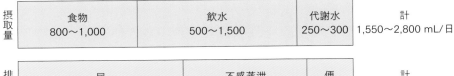

摂取量	食物 800〜1,000	飲水 500〜1,500	代謝水 250〜300	計 1,550〜2,800 mL/日
排泄量	尿 500〜1,600	不感蒸泄 900〜1,000	便 150〜200	計 1,550〜2,800 mL/日

図5-4　1日の水分摂取量・排泄量

（文献2より作成）

表5-1　脱水の原因

経口摂取不足	嚥下障害，意識障害，麻痺，認知症，炎天下でのスポーツ，遭難 など
腎からの喪失	腎不全の利尿期 利尿薬の使用，浸透圧利尿（高血糖，浸透圧利尿薬，造影剤 など） 尿崩症 など
腎以外からの喪失	消化管：下痢，嘔吐，イレウス 皮　膚：大量発汗，熱傷，創傷 その他：手術 など

（文献3より作成）

脱水を評価する検査値

脱水の評価をする際には，まず病歴・身体所見・症状から脱水を疑うことが必要です．また，既往歴（腎障害や尿崩症など）や使用している薬剤（利尿薬など）について把握しましょう．本項では身体所見については割愛しますが，検査値のみで判断すると脱水を見逃すことがあります．必ず病歴・身体所見・症状と検査値を合わせて総合的に評価するようにしましょう．そして脱水を疑った場合には，脱水の重症度と種類，水分欠乏量を評価します．

❶ 脱水の評価方法

STEP1　脱水の重症度を評価

脱水の重症度は体重の減少率を目安に評価します．普段の体重がわからない場合に

は，身体所見や症状から判断するとよいでしょう（表5-2）.

表5-2　脱水の重症度・症状

	体重減少率	症　状
軽　症	1～2%	症状乏しい 口渇感（軽度） 尿量↓
中等度	3～9%	口渇感（高度） 倦怠感　悪心・嘔吐　頭痛 尿量↓↓　唾液↓　口腔・舌乾燥
重　症	10%≦	精神症状・意識障害（錯乱など→昏睡） 血圧↓　ショック状態　→死亡

（文献4～6より作成）

STEP2　水分欠乏量を推測

　脱水状態では，不足した分の体液量を経口摂取や輸液によって補正する必要があります. 水分欠乏量の求め方はさまざまありますが，症状からおおよその水分欠乏量を推測することができます（Marriott分類）（図5-5）. ただし，推定される水分欠乏量は概算値であるため，必ずしもこの限りではありません.

健常時体重（kg）－現在の体重（kg）

体重（kg）×0.6×［1－（140／水分欠乏時Na濃度）］

Marriott分類：軽　度→1～2L
　　　　　　　中等度→2～4L
　　　　　　　重　症→4～8L

図5-5　水分欠乏量

（文献3, 7より作成）

STEP3　脱水の種類を評価

　脱水の種類は，水とナトリウムの変化の程度により，「高張性脱水」「低張性脱水」「等張性脱水」の3種類に分けられ，検査値を参考にして評価していきます（表5-3）. 検査値については，次項で説明します.

表5-3　脱水の種類

高張性脱水（水欠乏性脱水）	体内のNa$^+$の減少よりも水分量が減少している脱水
低張性脱水（ナトリウム欠乏性脱水）	体内の水分量の減少よりもNa$^+$が減少している脱水
等張性脱水（混合性脱水）	体内の水分とNa$^+$の両方が同じ程度減少している脱水

❷ 脱水の評価に用いられる検査値

◆ 脱水の評価項目

　脱水を評価する検査として，血液データや尿検査などが用いられます．血液は有形成分と液体成分からなり，有形成分は赤血球・白血球・血小板に分けられます．一方，液体成分は血漿といわれ，水や電解質，タンパク質，糖，老廃物（尿素・クレアチニン・尿酸）などが含まれています（図5-6）.

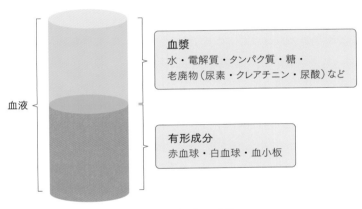

　血漿
　水・電解質・タンパク質・糖・
　老廃物（尿素・クレアチニン・尿酸）など

　有形成分
　赤血球・白血球・血小板

血液

図5-6　血液の成分

　脱水時は，体内の水分量が減少しているため，血液成分の値に変動がみられます．体は腎尿細管で水の再吸収を促進し，尿量を減らすことで体内の水分を保とうとしており，その働きを尿検査でみることができます．

　では，脱水時の評価に用いられる項目についてみていきましょう．

①ナトリウムイオン（Na⁺）

　細胞外液に多く存在する電解質であり，Na^+の増減とともに水の移動が生じるため，水分バランスの指標となります．

②血漿浸透圧（基準値：280〜290mOsm/L）

　血漿に溶けている物質の量が反映されており，血液の濃縮状態を把握することができます．血漿浸透圧は，主に細胞外液に多く含まれるNa^+のほか，尿素窒素やブドウ糖により決まります．普段の血液データでは反映されないこともありますが，**式1**の計算で求めることができます．

　血漿浸透圧（mOsm/L）＝
　2 × Na⁺（mEq/L）＋尿素窒素（mg/dL）/2.8 ＋血糖値（mg/dL）/18 …… 式1
　（極端に尿素窒素や血糖値が高くなければ，2 × Na⁺で求めることができます）

③尿素窒素（BUN）

　体内の組織や食事中に含まれるタンパク質の代謝産物であり，腎臓より排泄されます．尿素窒素は水に溶けやすい物質であり，腎血流量が低下している脱水時では腎臓での水の再吸収が増加すると同時に，尿素窒素の再吸収も増加します．そのほか，タンパク質の過剰摂取や消化管出血などのタンパク質の異化亢進時でも上昇します．

④クレアチニン（CRE）

　筋肉内にあるクレアチンの代謝産物であり，腎臓より排泄されます．尿素窒素とは異なり，腎臓で濾過された後はほとんど再吸収をされずに尿中へと排泄されます．腎臓での糸球体濾過機能の一つであり，クレアチニンの濾過率が低ければ血中濃度は上昇します．

⑤尿素窒素／クレアチニン比（BUN/CRE 比）

　脱水時には，腎尿細管での水の再吸収と同時に尿素窒素の再吸収が起こりますが，クレアチニンの再吸収はほとんど起こりません．したがって，両者を比較した尿素窒素／クレアチニン比では分子が大きくなるため値は上昇します（尿素窒素／クレアチニン比は，通常：10前後，脱水時：20以上）．

⑥ヘモグロビン（Hb）

　血液中の赤血球に含まれる成分であり，酸素（O_2）を運搬する役割があります．脱水時では，血液中の水が減少することにより，血液中に占める赤血球やヘモグロビンの割合が大きくなるため，値は上昇します．

⑦ヘマトクリット（Hct）

　血液中での有形成分の割合を表したものであり，血液中の有形成分の多数が赤血球であるため，主に血液中の赤血球の割合を示しています．ヘモグロビンと同様，脱水時では，血液中の水が減少することにより，血液中に占める赤血球やヘモグロビンの割合が大きくなるため，値は上昇します．

⑧乳酸（Lac）

　体内でグルコース（糖）と O_2 を用いずに分解（嫌気的代謝）した際に生成される代謝産物です．脱水時では，細胞外液量が減少することで末梢血管の収縮が起こり，細胞はエネルギー源となる充分な O_2 を受け取ることができません．O_2 の代わりにグルコースを用いた嫌気的代謝によりにエネルギーを得ようとした結果，乳酸が蓄積され血中濃度は上昇します．

⑨尿比重（基準値：1.005〜1.030）

　尿中に含まれる溶質成分（Na^+，尿素，糖，タンパク質など）の含量を示したもので，蒸留水（1.000）に対する尿の比重を表しています．尿中の水分量が減り，溶質の割合が大きければ，濃縮尿となり尿比重も上昇します．ただし，高血糖時や造影剤・抗菌薬使用時でも尿比重は上昇するため注意が必要です．

◆ 脱水の種類

　脱水の種類により，これらの検査値の程度や選択する輸液が異なるため，合わせてみていきましょう．

①高張性脱水（水欠乏性脱水）

　体内のNa^+の減少よりも水分量が減少している状態であり，血清Na^+や血漿浸透圧は上昇します．細胞内・外の浸透圧を一定に保とうと，水が浸透圧の低い方（細胞内）から高い方（細胞外）へ移動するため，「細胞内脱水」となり，多量の発汗などでよくみられます．血液データでは細胞外液の水分量が減少しているため尿素窒素，クレアチニン，ヘモグロビン，ヘマトクリットが上昇する血液濃縮所見がみられます．

　腎尿細管では早期より水の再吸収が起こるため，尿量は初期より減少し，尿比重は上昇します．しかし，尿崩症など体液量の調節メカニズムが障害されている脱水の場合では，尿比重が上昇しない場合があります．

　「細胞内脱水」の状態であるため，細胞内への水分補正のために5％ブドウ糖や低張電解質輸液（維持液類）が選択されます（図5-7）.

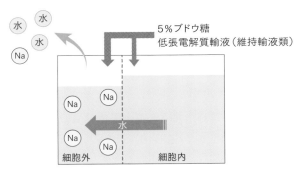

図 5-7　高張性脱水

②低張性脱水（ナトリウム欠乏性脱水）

　体内の水分量の減少よりもNa^+が減少している状態であり，血清Na^+や血漿浸透圧は低下します．細胞内・外の浸透圧を一定に保とうと，水が浸透圧の低い方（細胞外）から高い方（細胞内）へ移動するため，「細胞内溢水」の状態となります．血漿浸透圧が低下しているため，腎尿細管での水の再吸収は起こらず，初期の段階では尿量の減少や尿比重の上昇は比較的ありません．

　細胞外から細胞内への水の移動し，細胞外液量が減少している状態であるため，水分補正として細胞外液補充液（生理食塩水，乳酸リンゲル液など）を選択します．水や低張電解質輸液で水分補正をしようとすると，血漿浸透圧はさらに低下し，症状が悪化することがあるため注意が必要です（図5-8）.

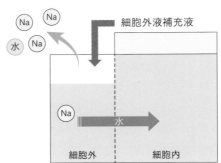

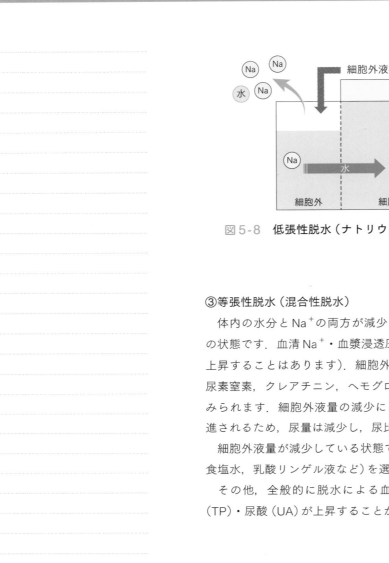

図5-8　低張性脱水（ナトリウム欠乏性脱水）

③等張性脱水（混合性脱水）

　体内の水分とNa$^+$の両方が減少している状態であり，「細胞内脱水＋細胞外脱水」の状態です．血清Na$^+$・血漿浸透圧は変わりません（不感蒸泄を考慮し血漿浸透圧が上昇することはあります）．細胞外液の水分量が減少しているため，血液データでは尿素窒素，クレアチニン，ヘモグロビン，ヘマトクリットが上昇する血液濃縮所見がみられます．細胞外液量の減少により，腎集合管でのNa$^+$の再吸収と水の吸収が促進されるため，尿量は減少し，尿比重は上昇します．

　細胞外液量が減少している状態であるため，水分補正として細胞外液補充液（生理食塩水，乳酸リンゲル液など）を選択します．

　その他，全般的に脱水による血液濃縮所見として，赤血球（RBC）・総タンパク（TP）・尿酸（UA）が上昇することがあります（図5-9）．

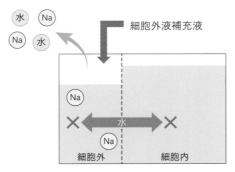

図5-9　等張性脱水

症例から学ぶ検査値を用いた脱水のアセスメント

1 症 例

25歳　男性

主　訴：脱力感・持続する発汗

現病歴：午前9時から屋外でペンキを塗る作業をしていた．午前11時30分頃から脱力感と嘔気が出現．嘔吐が1回あり，しばらく休憩した．午後1時頃より作業を再開したが，汗が止まらなくなったため救急要請した．

ADL：自立　既往：なし　内服薬：なし

食　事：朝は摂取したが昼は気分不快で摂取せず

水　分：ペットボトル500mL　5〜6本

◆ 所 見

● バイタルサイン

JCS：I-1　GCS：E4V5M6

体温37.0℃，心拍数90/分，血圧107/77mmHg，呼吸数22回/分，SpO₂ 100%（室内気）

● 身体所見

来院時，意識障害なし．発汗著明．軽度嘔気あり．脱力感あり．強い口渇感あり．口腔・舌：やや乾燥気味．排尿回数：普段より少ない．

◆ 検査値（血算・生化学検査）

項　目	検査値	基準値	単　位
WBC	8.4	3.3〜8.6	×10³/μL
RBC	5.88　↑	男性：4.35〜5.55　女性：3.86〜4.92	×10⁶/μL
Hb	18.4　↑	男性：13.7〜16.8　女性：11.6〜14.8	g/dL
Hct	52.7　↑	男性：40.7〜50.1　女性：35.1〜4.44	%
PLT	17	15.8〜34.8	×10⁴/μL
TP	18.4　↑	6.6〜8.1	g/dL
Alb	5.6　↑	4.1〜5.1	g/dL
CRP	0.06	0〜0.14	mg/dL
T-Bil	0.5	0.4〜1.5	mg/dL
CK	267	男性：60〜270　女性40〜150	U/L
AST	36	13〜30	U/L
ALT	28	男性：10〜42　女性：7〜23	U/L
LDH	237　↑	124〜222	U/L
ALP	94	106〜322	IU/L
γ-GTP	30	男性：10〜42　女性：7〜23	IU/L

項　目	検査値		基準値	単　位
BUN	22.3	↑	8〜20	mg/dL
UA	9.2	↑	男性：3.6〜7.0　女性：2.3〜7.0	mg/dL
CRE	1.1	↑	男性：0.65〜1.07　女性：0.46〜0.79	mg/dL
eGFR	54.8	↓	60以上	mL/分/1.73m^2
Na	134	↓	135〜145	mmol/L
K	3.2	↓	3.5〜5.0	mmol/L
Cl	93	↓	98〜108	mmol/L
Ca	11.5	↑	8.8〜10.1	mg/dL
GLU	137	↑	73〜109	mg/dL
Lac	46	↑	4〜18	mg/dL

◆ アセスメント

　　屋外での作業中に発症した症状と持続する発汗が出現したエピソードより，脱水の可能性を考えた．

　STEP1　脱水の重症度について評価しましょう．通常時の体重は不明ですが，症状より中等度と考えます（p.58，表5-2参照）．

　STEP2　水分欠乏量は，症状より概算2〜4Lと考えます（p.58，図5-5参照）．

　STEP3　脱水の種類を評価します．

・多量発汗している状態であり，一般的には高張性脱水を考えますが，Na$^+$は134で正常〜軽度低下しており，高張性脱水は考えにくいです．

　血漿浸透圧を評価すると，次式のようになり正常範囲内です．

　血漿浸透圧＝2×（Na：134）＋（尿素窒素：22.3）/2.8＋（血糖値：137）/18
　　　　　　＝283.57（mOsn m/L）

　ここで，「等張性脱水」の可能性を考えます．

　（Na$^+$は1価イオンであり，1mmol/L＝1mEq/Lのため，134mEq/Lで計算）

・さらに，水分を3L程度摂取しているにも関わらず，血液データで，尿素窒素，クレアチニン，ヘモグロビン，ヘマトクリットのほか，総タンパク・アルブミン・尿酸・血糖値が上昇しており，血液濃縮所見がみられます．また，尿素窒素/クレアチニン比＝22.3/1.1＝20.27であり，尿素窒素/クレアチニン比＞20と脱水所見がみられます．

・電解質全般に軽度異常がみられ，電解質を含まない水の摂取によって引き起こされた「低張性脱水への移行」の可能性も考えます．

　その他，嘔吐による電解質の消失がK低値へとなった可能性も考えられます．

・さらに注目したいのは，乳酸：46.0と上昇しており，バイタルサインは異常ではないものの，心拍数はやや高く，血圧も若干低い傾向にあります．ここで，細胞外液量減少によりショックに移行する前の状態ではないかと考えます．

　以上より，患者は「中等度の等張性〜低張性脱水」の状態ではないか考えます．

◆ 診断と経過

　病歴・バイタルサイン・身体所見・血液データより，「中等度の等張性〜低張性脱水」を示しており，細胞外液量減少によるショックの兆候を認めたため，点滴ルートを確保して細胞外液補充液による補正が開始された．水分欠乏量は概算2〜4Lであり，安全係数1/2〜1/3を考慮して，1〜2L程度の水分補正を目標とした．その後，徐々に心拍数は落ち着き，血圧は軽度上昇した．細胞外液輸液1Lの投与を終えた時点で自覚症状は改善した．また血液の再検査では，血液濃縮所見やLacは17まで改善した．

◆ 症例の振り返り

　今回の症例は，既往歴や内服薬の使用もない若年男性の場合の脱水でした．一般的に，発汗による脱水は高張性脱水が多いため，今回のような症例では血液濃縮所見だけで脱水を判断すると，脱水の種類や輸液の選択を間違えてしまう可能性があります．電解質や飲水摂取状況の把握をすることで，本当の脱水の種類や原因がみえてくるのではないでしょうか．また，高齢者では腎機能が低下している割合が多く，既往歴もさまざまです．さらに内服している薬の影響も受けます．検査データだけの評価では軽度の脱水や今回のようなショックの兆候を見逃す可能性があるので注意をしましょう．最後に，症状が改善した後，再度脱水を起こさないようにするために，ADLや生活背景を把握し，患者に合った方法で今後の脱水予防に努めることが大切でしょう．

❷ デキる看護師のポイント

▶ 体内の体液量の調節システムについて理解する．

▶ 脱水には，「高張性脱水」「低張性脱水」「等張性脱水」があり，それぞれで病態や選択される輸液が異なることを理解する．

▶ 脱水は「重症度」と「種類」を評価し，合わせて「水分欠乏量」も推測する．

▶ 検査データでは血液濃縮所見だけでなく，電解質の異常の有無を確認する．

▶ また，検査データ以外にも，バイタルサインや身体所見，食事や飲水摂取状況を合わせて，総合的に判断する．

▶ 患者のADLや生活背景を考慮し，患者に合った方法で今後の脱水予防に努める．

❖ 参考文献
1）高木永子：看護過程に沿った対症看護 病態生理と看護のポイント 第5版. 605-608, 学研メディカル秀潤社, 2018.
2）大柳治正：やさしく学ぶための輸液・栄養の第一歩 第三版. 46-47, 大塚製薬工場, 2012.
3）菱田　明：1. 乏尿・脱水時. 日本内科学会雑誌, 92（5）：750-756, 2003.
4）高木永子：看護過程に沿った対症看護 病態生理と看護のポイント 第5版. 626-644, 学研メディカル秀潤社, 2018.

5）　宮﨑彩子：病気・病態と検査　全身状態をみる検査．薬事，58（9）：21-25，2016．
6）　山下千鶴，西田　修：脱水の原因とその治療．救急・集中治療，33（2）：414-422，2021．
7）　大柳治正：やさしく学ぶための輸液・栄養の第一歩 第三版．59，大塚製薬工場，2012．

❖ 資料

・徳田安春：脱水をどう診断する？ レジデントノート，12（14）：60-64，2011．
・長澤　将：イチから理解できる　水・電解質異常　観察ポイントとナースの注意点．Expert Nurse，36（15）：58-69，2020．
・寺田教彦：治療中に見る検査値〝脱水〟〝低栄養〟の治療中に見たい検査値．Expert Nurse，34（2）：32-37，2018．
・忍　哲也：脱水のアセスメント．プチナース，25（7）：20-22，2016．
・阿部美奈子：脱水を疑う検査値〜「体液って難しい」を克服し，脱水をいち早く発見する！〜．Nursing Care[+]―エビデンスと臨床知―，1（4）：510-517，2019．
・森　建文：病態生理を理解して輸液・体液管理を行う重要性と陥りやすいピットフォール．薬事，62（11）：23-28，2020．
・谷山佳弘：体液異常―浮腫と脱水．薬事，62（11）：29-33，2020．
・曷川　元，黒田智也 編：検査・データがまるごとわかる本．日本離床学会 編，慧文社，2020．

低栄養かな？　と思ったら

低栄養の病態生理

❶栄養と体重減少

　栄養とは「体外から取り入れた物質により，組織やエネルギーの産生を維持する」という生物としての生理機能を維持するための物質です．体内に取り入れられた物資は，保存と利用の両面からより効率的で合理的な物質に変化されます．これを同化といいます．また複雑な構造の化合物である大分子を小分子に異化する過程で，その結合に含まれたエネルギーを抽出します（異化と同化）[1]．

　さて，体重が減少しているから低栄養なのでしょうか？　たとえば，心不全があり利尿を行ったのかもしれませんし，透析で除水を行ったのかもしれません．水分が増減することで体重が変化することもあります．また，溢水やうっ血の患者は食欲低下をきたすこともあり，食事摂取が乏しくなった可能性もあります．それをどうやって評価し，治療につなげていくのでしょうか．栄養評価は，① 栄養スクリーニング，② 栄養アセスメント，③ 栄養プランニング，④ 栄養管理の実施，⑤ 栄養管理のモニタリング，⑥ 栄養管理の再プランニング，⑦ アウトカム評価といった，この一連の流れを長期的・定期的に評価し，患者一人ひとり個別性を考え，また各病態のフェーズに合った栄養管理を適切に行うことが重要となります（図 6-1）．

　栄養管理は侵襲が大きくなればなるほど，複数の因子が絡み合って一筋縄ではいかず生死に関わってきます．少しでも適切な栄養管理に近づくためには栄養に関する血液データの解釈が必要となってきます．

❷栄養状態に関する用語

◆低栄養とは

　2018 年に欧州臨床栄養代謝学会（ESPEN）を中心に，日本臨床栄養代謝学会（JSPEN）をはじめ多くの主要な栄養代謝学会が集結し，世界規模で初めて作成された共通の栄養診断基準である GLIM（Global Leadership Initiative on Malnutrition）cri-

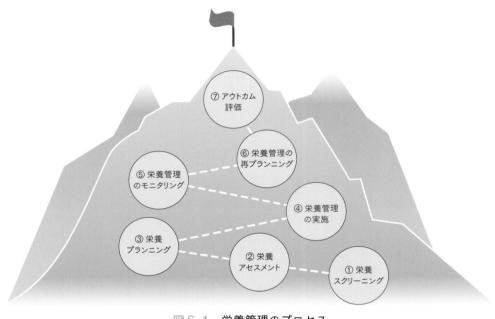

図6-1　栄養管理のプロセス

teria を紹介します. GLIM criteria による低栄養の診断は, まず栄養状態のリスクスクリーニングを行い, 続いて診断的アセスメントで評価し診断と重症度判定を行います (表6-1). 栄養学的リスクがあると判断されたら, 「現症 (phenotypic criteria)」, 「病因 (etiologic criteria)」について診断的アセスメントおよび診断を行い, 「現症」と「病因」のそれぞれについて 1 項目以上が該当した場合に低栄養と診断します. さらに「現症」に基づき重症度ステージを判定します (表6-2). 重症度判定は一つでも該当すれば中等度または重度の低栄養と判断します (表6-3). GLIM criteria では, 低栄養を「病因」に従って, ① 慢性疾患で炎症を伴う低栄養, ② 急性疾患あるいは外傷による高度の炎症を伴う低栄養, ③ 炎症はわずか, あるいは認めない慢性疾患による低栄養, ④ 炎症はなく飢餓による低栄養 (社会経済的や環境的要因による食糧不足に起因) の, 4 つの病因別に分類しています[1, 2].

◆ 低栄養状態とは

　タンパク質が欠乏し, 血清アルブミン値が低下した状態 (クワシオルコル型), 筋肉や体脂肪の減少がみられ, 体重が減少した状態 (マラスムス型), その両方がみられる状態 (クワシオルコル・マラスムス型) があります[3].

◆ 栄養不良とは

　必要量よりも栄養摂取量が少ないと次第に栄養不良になります. 近年, 高齢化社会

表6-1　低栄養の診断

> ① リスクスクリーニング
> ② アセスメント
> ③ 低栄養の診断
> ④ 低栄養の重症度

（文献2より一部改変）

表6-2　低栄養の現症と病因

現　症	・意図しない体重減少（％） 　過去6ヵ月以内に＞5％．もしくは，過去6ヵ月以上に＞10％ ・低BMI（kg/m^2） 　70歳未満＜18.5（アジア） 　70歳以上＜20（アジア） ・筋肉量減少 　測定：DXA法，BIA法，CTなど
病　因	・食事摂取量の減少 　エネルギー必要量≦50％（1週間以上）．もしくは，2週間以上の摂取量低下 ・消化吸収能の低下 ・炎症 　急性疾患や慢性疾患

表6-3　低栄養の重症度判定

中等度	5～10％（6ヵ月以内） 10～20％（6ヵ月以上）	＜20（70歳未満） ＜22（70歳以上）	軽度～中程度の減少
重　度	＞10％（6ヵ月以内） ＞20％（6ヵ月以上）	＜18.5（70歳未満） ＜20　（70歳以上）	重大な減少

においては特に筋肉量の減少がサルコペニアと呼ばれ，日常生活の障害の要因として問題になっています．過栄養による肥満は，糖尿病，脂質異常症（高脂血症），高血圧の原因となり，これらはメタボリックシンドロームと呼ばれ，動脈硬化，特に心血管障害の重大なリスク因子です[4]．

　炎症と栄養障害の関係を示した分類を図6-2に示します[5]．

①栄養摂取不足関連栄養障害（SIRM）

　栄養摂取不足関連栄養障害とは，ほぼ炎症のない栄養障害のことです．たとえば，胃全摘術後症例や食堂亜全摘術症例で経口摂取が不十分など原因はさまざまですが，栄養摂取量が不足して起こる栄養障害をSIRMといい，CRPが正常範囲内にあるのが特徴です．前述のマラスムス型とクワシオコル・マラスムス型はSIRMの特殊な型になります．SIRMでのエネルギー代謝は正常もしくは低下している状態で，これは栄養障害に対する代謝反応が原因です．さらに，タンパク質の異化（高分子化合物を低分子化合物に分解する）も生体の適応反応によって低下しています．血清アルブミン値は栄養障害の進行とともに低下しますが，軽度体重減少時には正常範囲内に保たれ

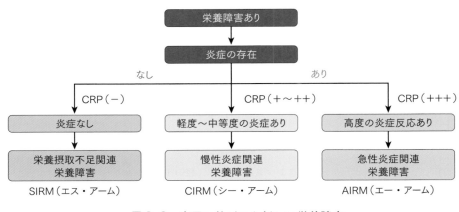

図6-2　病因に基づいた新しい栄養障害

（文献5より一部改変）

ていることが多くみられます．血清アルブミン値は，SIRM時の栄養状態を判定する
うえで信頼できる指標です．そのため，Rapid turnover protein（RTP）（トランスサ
イレチン〔プレアルブミン〕）値も同じように指標となります．

②慢性炎症関連栄養障害（CIRM）

慢性炎症関連栄養障害とは，軽度あるいは中等度の炎症が常にある栄養障害のこと
です．たとえば，慢性閉塞性肺疾患の呼吸細気管支レベルの炎症，がん腫の炎症・が
ん性悪液質，炎症性腸疾患，慢性膵炎，関節リウマチなどです．軽度あるいは中等度
の炎症があるため，CRP値はそれに比例し上昇していますが，血清アルブミン値お
よびRTP値は低下しています．また，血清タンパク値は，栄養摂取量不足と炎症に
よる低下により低値となっています．

③急性炎症関連栄養障害（AIRM）

急性炎症関連栄養障害は，重症感染症，熱傷，外傷，手術後合併症発生など高度の
炎症があるときの栄養障害です．体重の減少はさまざまですが，治療で輸液管理され
るため，体内水分量に伴い減少が判別しにくいことがあります．代謝とタンパク異化
は高度に亢進し，CRPは高値を示します．また，炎症や体内水分量により変化する
血清総タンパク値は，栄養管理の指標として一概に使用できません．

低栄養を評価する検査値

◼ 主疾患の検査項目

各疾患により栄養評価に必要な検査項目，それに対する栄養計画も大きく変わって
きます．疾患ごとに確認すべき代表的な検査項目を表6-4に示します．

表6-4　主な検査項目

疾患	検査項目
低栄養	TP（総タンパク），Alb（アルブミン），A/G（アルブミン/グロブリン分画），Tf（トランスフェリン），PA（プレアルブミン），RBP（レチノール結合タンパク），BUN（尿素窒素），Hb（ヘモグロビン），TC（総コレステロール），TLC（総リンパ球数）
高脂血症	TC（総コレステロール），HDL-C（HDLコレステロール），LDL-C（LDLコレステロール），TG（トリグリセリド）
糖尿病	GLU（血糖値），HbA1c（グリコヘモグロビン），75g-OGTT（経口ブドウ糖負荷試験），CPR（C-ペプチド）
肝不全	TP, Alb, T-Bill（総ビリルビン），D-Bill（直接ビリルビン），LDH（血清乳酸脱水素酵素），ALP（アルカリフォスファターゼ），GOT（AST）（アスパラギン酸アミノ基転移酵素），GPT（ALT）（アラニンアミノ基転移酵素），Ch-E（コリンエステラーゼ），LAP（ロイシンアミノペプターゼ），γ-GTP（ガンマグルタミルトランスペプチダーゼ），NH₃（アンモニア）
急性膵炎	AMY（アミラーゼ），LIP（リパーゼ），CRP（C反応性タンパク）
心不全	CPK（クレアチニンホスホキナーゼ），LDH
腎不全	BUN（尿素窒素），Cr（クレアチニン），K（カリウム），Ca（カルシウム），P（無機リン），尿中Ccr（クレアチニンクリアランス），EPO（エリスロポエチン），RRF（腎血漿流量），GFR（糸球体濾過量）
貧血	RBC（赤血球），Hb（ヘモグロビン），Hct（ヘマトクリット），Fe（血清鉄），フェリチン，TIBC（総鉄結合能），UIBC（不飽和鉄結合鉄），葉酸，ビタミンB₁₂

❷ 栄養の評価に関連する主な検査値 [4,6,7]

①血清総タンパク（TP）：診療保険点数11点

　血漿から血液凝固因子を除いたものを血清といい，ここに含まれるタンパク質を総称して血清総タンパク（TP）といいます．タンパク質の多くは肝臓で合成されます．血清総タンパクの濃度は，素材の供給，合成，異化，排泄などに左右されます．

　基準値：6.6〜8.1g/dL

　高　値：脱水による血液濃縮，肝硬変・骨髄腫によるγ-グロブリン分画の増加

　低　値：腎疾患，消化器疾患，体外喪失，術後などの炎症性疾患など

②血清アルブミン（Alb）：診療保険点数11点

　アルブミンは肝臓で合成され，血清総タンパクの約50〜70％を占めます．働きとしては，膠質浸透圧の維持・ビリルビンや甲状腺ホルモンなど各種物質の運搬などを行います．また，アルブミンの低下により，膠質浸透圧の低下を来し浮腫に至ることもあります．

　基準値：4.1〜5.1g/dL

　異常値をとる疾患

　低　値：摂取不良（低栄養，低タンパク食，飢餓，吸収不良症候群），漏出（ネフローゼ症候群，タンパク喪失性胃腸症），代謝亢進（クッシング症候群，甲状腺機能亢進症），合成低下（肝硬変）

memo
診療保険点数：医療行為に対する価格には点数が定められています．医療行為ごとの点数は1点＝10円となり（全国共通），例えば，初診料288点だと2880円になります．高額な検査もあり，一般病棟やICUでも頻繁にはできない検査があるので注意が必要です．

③トランスサイレチン（TTR）：診療保険点数107点

　プレアルブミンともいいます．アルブミン，グロブリンより半減期が短いため超早期の栄養状態の変化を知るのに有用です．

　基準値：10〜40mg/dL

④レチノール結合タンパク（RBP）：診療保険点数136点

　レチノール結合タンパク（RBP）は，肝臓で生成・貯蔵されるタンパク質で，血中レチノール（ビタミンA）を運搬する機能をもっています．腸管より吸収されたあと肝臓に貯蔵したレチノールと結合し，血中に分泌されます．また，組織にレチノール（ビタミンA）を供給した後は腎臓で代謝されるため，肝機能が低下するとレチノール結合タンパクも生成できず低値を示します．レチノール結合タンパクは感染症や炎症の影響を受けないことに加えて，血中の半減期が短く，トランスサイレチン，トランスフェリン（Tf）と合わせて"rapid turnover protein（RTP）"とされ，栄養状態を鋭敏に反映します．

　基準値：2.7〜7.6mg/dL

⑤トランスフェリン（Tf）：診療保険点数60点

　トランスフェリン（Tf）は，ヘモグロビン（Hb）の合成や鉄の貯蔵・運搬を行う鉄結合性糖タンパクであり，肝臓で合成されます．短半減期で血清アルブミンよりも感度がよいため，栄養状態を示す指標になります．また，血清鉄，不飽和鉄結合能などとともに鉄欠乏性貧血の診断や治療にも用いられます．

　基準値：200〜400mg/dL

　高　値：鉄欠乏性貧血

　低　値：肝機能障害，感染症，ネフローゼ症候群などの栄養状態が不良のとき

⑥総コレステロール（TC）

　総コレステロール（TC）は，肝臓で合成されます．副腎皮質ホルモンや性ホルモンなどの各種ステロイドホルモン，および胆汁酸の前駆体であり，生体の細胞膜成分でもあります．また，脂質異常症となると虚血性心疾患や脳血管障害などの動脈硬化性疾患を引き起こす要因となりえます．

　基準値：130〜220mg/dL

⑦トリグリセリド（TG）

　トリグリセリド（TG）はグリセリンに3分子の脂肪酸がエステル結合したものです．血中における中性脂肪の90%以上はトリグリセリドであり，生体のエネルギー貯蔵を司ります．高値の場合は肥満や糖尿病，脂肪肝，脂質異常症が疑われます．「動脈硬化疾病予防ガイドライン2017年版」（日本動脈硬化学会）では，トリグリセリド150mg/dL以上を脂質異常症の診断基準としています．

　基準値：50〜149mg/dL

⑧C反応性タンパク（CRP）

　C反応性タンパク（CRP）は，肝臓で合成されるタンパク質です．肺炎球菌の細胞

壁にあるC多糖体と反応し,炎症によって活性化されたマクロファージから放出されるサイトカイン(IL-1,IL-6,TNF-αなど)の刺激を受けてCRPの合成が促進されます.急性炎症を例にあげると,6〜8時間で急速に増加し,48〜72時間で最高値となり,炎症が治まると速やかな減少を示すことが多いです.また,急性炎症だけではなく,感染症やがんでも上昇がみられます.

基準値:0〜0.14mg/dL 以下

異常を取る疾患

低値:合成障害(重症肝疾患)

高値:感染症(細菌感染症,ウイルス感染症),膠原病(全身性エリテマトーデス〔SLE〕,リウマチ熱,関節リウマチなど),悪性腫瘍,梗塞(心筋梗塞,肺梗塞),その他(外傷,熱傷,手術)

❸ 検査値を用いた評価方法

STEP1 入院時の栄養スクリーニングを行う

入院患者の約30%が栄養不良(低栄養)状態にあるとされ,その多くがタンパク質・エネルギー不良 protein-energy malnutrition(PEM)だといわれています[7].また,ICU入室患者の40%以上が低栄養であるという報告もあり,それらの患者は栄養状態良好の患者に比べて,ICU滞在期間・在院日数が長く,また合併症の頻度が高いです[8].スクリーニングの目的は,① 栄養管理の方針を決定する(方針決定),② 実施する栄養管理の内容・方針が適正であるのか(効果判定)その効果を判定する,の2つに集約されます[9].

STEP2 栄養をアセスメントする

目的は① 栄養障害の有無・程度を判定する,② 栄養療法の適応を決定する,③ 栄養療法の処方を決定する,④ 栄養療法の効果を判定する,⑤ 手術症例における予後を推測する,の5つです.体重などの身体測定や採血データをモニタリングし,アセスメントにつなげます.しかし,重症症例であればあるほど確実なエネルギー消費量を導くことは困難です.そこで間接熱量計の登場です.安静時エネルギー消費量と呼吸商から炭水化物と脂質と消費エネルギーを測定することができます.重症敗血症や熱傷などの複雑な病態においてはJSPEN,ESPEN,米国静脈経腸栄養学会(ASPEN)のいずれのガイドラインにおいても,間接熱量測定が推奨されています[1].

STEP3 栄養プランニング

「どのように」「何を」「どれくらい入れるか」を決定していきます.

① どのように(投与経路・タイミング)

投与経路の優先度は,経口>経腸>末梢静脈>中心静脈です.現在の主流は腸を使

用すると免疫力が活性化されることから「禁忌ではないのであれば腸を使いましょう」となってきています．とはいっても経静脈栄養法と経腸栄養法，そのどちらかが一方的に優れているということではありません．患者に適切な栄養法を選択・提示し，または併用しながら栄養療法を行うことが必要となってきます．そのためには患者の状態を把握することが重要です（図6-3）．経静脈栄養から始める場合にも，言語聴覚士のリハビリテーションや歯科衛生士による口腔ケアなどよい口腔内環境を保持しつつ嚥下訓練を継続し，消化管が使えるであれば迅速に経静脈→経腸→経口栄養へ移行しましょう[7]．ここで忘れてはならないのが，事前に患者・家族に栄養計画を説明することです．もしかすると延命処置の観点から，中心静脈栄養やPEG造設など侵襲的な処置に対して否定的かもしれません．医師だけの栄養計画ではなく，患者中心とした栄養計画を心掛けましょう．

② 何を，どれくらい入れるか（栄養投与成分）

　まず，患者に必要なエネルギー量や三大栄養素（糖質，タンパク質，脂質），水分量，電解質，微量元素の投与量を設定します．体重などの指標から健常な人の必要エネルギー量や三大栄養素，水分量，電解質などを計算してから，患者の侵襲に応じて投与量を調節していきます（図6-4）．投与量が決定したら電解質の投与を決定します．あくまでも目安として，ナトリウム（Na）＝1～2mEq/kg/日，カリウム（K）＝1～2mEq/kg/日，クロール（Cl）＝1～2mEq/kg/日，マグネシウム（Mg）＝8～20mEq/kg/日，リン（P）＝20～40mmol/日となります[7]（場合によっては，カリウムを例に挙げると安全係数として0.5mEq/kg/日から開始し，採血フォローで経過をみることもあります）．

STEP4　栄養療法の実施とアウトカム評価

　適切な客観的指標を使用することにより，投与した数々の栄養素が，しっかり利用されているかどうか，栄養の投与量・内容に過不足はないかを判断することが必要です．判断するには継続的なモニタリングや定期的な再アセスメントが必須となります．その結果に応じて，栄養管理計画を調整し，患者の症状や栄養状態の変化に見合った栄養療法を実施しなければなりません（再プランニング）．そのためには，信頼性・妥当性のあるアウトカム評価が不可欠です[7]．客観的な栄養評価をするためには，日々の体重の変化，採血データ，フィジカルアセスメント，ときには心臓超音波検査にて上大静脈の径を測定し虚脱の有無の評価，右心負荷の程度の評価を行うなどの臨床所見を組み合わせます．

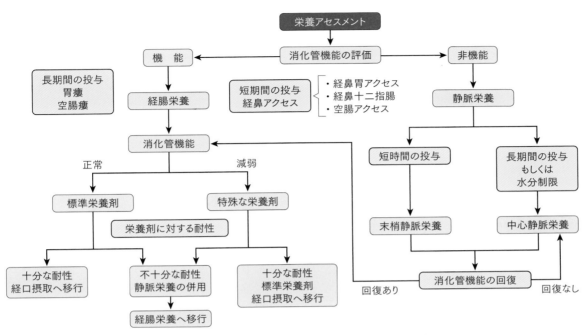

図6-3 ASPENのガイドラインによる栄養療法のアルゴリズム

(文献1より)

● 必要エネルギー消費量（kcal/日）

= 基礎エネルギー消費量（kcal/日） × 活動整数 × ストレス係数

・基礎エネルギー量（BEEの算出）

ハリス・ベネディクトの式

男 性：66.5＋（13.7×体重kg）＋（5×身長cm）－（6.8×年齢）

簡易式：14.1×体重kg＋620

女 性：655.1＋（9.6×体重kg）＋（1.7×身長cm）－（4.7×年齢）

簡易式：10.8×体重kg＋620

＊1日必要エネルギー量を算出する簡易式：25〜30kcal/kg

・活動係数 Active Factor（AF）

安 静 ：1.0

歩行可能：1.2

労 働 ：1.4〜1.8

（軽度：1.4，中度：1.6，重度：1.8）

・ストレス係数 Stress Factor（SF）

合併症を伴わない予定手術後：1.0

長管骨骨折：1.15〜1.30

担がん状態：1.10〜1.30

腹膜炎／敗血症：1.10〜1.30

敗血症：多発外傷：1.20〜1.40

多臓器不全：1.20〜1.40

熱 傷：1.20〜2.00

● 必要タンパク質（アミノ酸）投与量（g/日）

= 体重（kg） × ストレス係数

・BMIを指標に投与する方法

BMI 30未満：1.2〜2.0g/kg/日

BMI 30〜40：理想体重に対して2.0g/kg/日以上，

BMI 40以上の患者では理想体重に

対して2.5g/kg/日以上投与する

● NPC/N（三大栄養素の投与量）の求め方

= 非タンパク質熱量（kcal） / 窒素量（g）

脂肪および糖質の投与エネルギー量　アミノ酸投与÷6.25

● 必要脂肪投与量（g/日）

= 体重（kg） × 0.5〜1g/日

● 必要糖質投与量

= 総投与エネルギー量 － タンパク質投与量 － 脂肪投与量

● 必要糖質投与量（mL/日）

= 尿（mL） + 不感蒸泄 + 糞便 + 代謝水（体内で生成される水分）

最低0.5mL/kg/日　約500mL/日　約200mL/日　　　約200mL/日

図6-4 栄養投与量の算出方法および目安一覧

(文献1,7より作成)

症例から学ぶ検査値を用いた低栄養のアセスメント

1 症　例

80歳　男性

受傷起点：たけのこ狩りの最中に斜面から約3m滑落した.

既往歴：大腸がん術後

◆ 所見とアセスメント（図6-5）

① 外傷性軸椎関節亜脱臼・歯突起骨折・軸椎骨折（Anderson III型）

② 外傷性多発肋骨骨折（左第1～5肋骨骨折），フレイルチェスト，左前胸部裂創，開放

③ せん妄・不穏（アルコール離脱症状疑い，ICU入室後のせん妄）

memo
- SGA：評価項目は採血などの検査は用いず，問診と身体診察で構成されている代表的な主観的評価ツールの1つ
- MUST：BMI・体重減少率・急性疾患の存在に着目し，栄養障害の危険度をスコアリングした結果をもとに次の適切な対応が提示されているツール

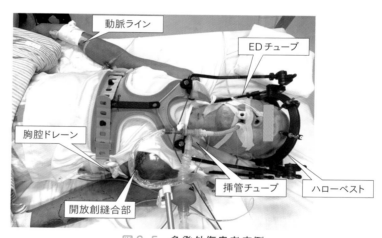

図6-5　多発外傷患者症例

STEP1　今回は第1病日のSGA（Subjective Global Assessment）とMUST（Malnutrition Universal Screening Tool）を使用しスクリーニングを行い，その結果をGLIM criteriaに反映させました.

STEP2　入院時170cm，57kg，BMI 19.7kg/m²

栄養スクリーニング結果

- SGA（入院1日目）：A，栄養状態良好
- MUST（入院1日目）：スコア≧2，栄養療法が必要
- GLIM criteria：中等度低栄養（病因は，急性疾患あるいは外傷による高度の炎症を伴う低栄養）

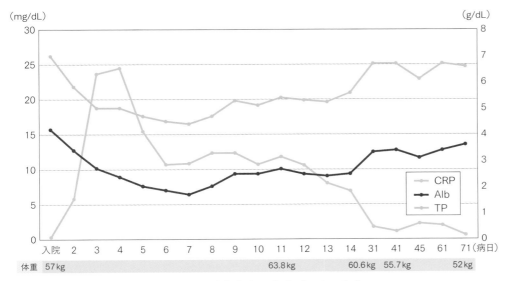

図6-6　多発外傷患者の血液データの変化

採血結果

　経時的な CRP，血清アルブミン（Alb），血清総タンパク（TP）の採血結果を図6-6に示します．

　5病日に CRP がピークアウトし，遅れて7病日に血清アルブミン，血清総タンパクの上昇も認められます．CRP と血清アルブミンは同じ肝臓（工場）でつくられています．CRP と血清アルブミンを同時につくることは難しいというイメージをもつとよいでしょう．つまり，CRP 上昇の原因となる要因を除去すること，また誤嚥性肺炎や創部感染などの合併症をつくらないことがアルブミン上昇につながり，結果として栄養状態の改善を認めることになります．注意しなければならないのが，一概に血清アルブミンの上昇のみに安堵してはいけません．その他の値も加味しながら，脱水ではないか？　肝機能障害ではないか？　なども考慮しましょう．なお，本症例では測定していませんが，コリンエステラーゼも栄養の指標となります．比較的早期の栄養状態を反映でき，診療保険点数は血清アルブミンと同じですので臨床でも使いやすい指標となっています．

　STEP3　以下のように栄養のプランニングを行います．

・水分・栄養投与経路の選択

　多発外傷の患者は侵襲に伴う炎症や出血にて循環血液量が減少します．その際に大量の輸血や輸液，カテコラミンなどを投与することも多いです．そのため，中心静脈カテーテルの挿入を選択することもあります．その中でも本症例では上腕から挿入できる末梢挿入式中心静脈カテーテル（PICC）にて点滴投与を行っていました．PICC

を選択した理由としては，①感染予防（左前胸部に切創，顔面から胸部におよぶ皮下気腫），②頸椎保護のためハローベストを使用しておりCVC挿入スペースが確保できなかった，ことが理由として挙げられます．

　栄養投与に関しては，第2病日に経口気管挿管を行った際に経鼻栄養チューブを挿入しました．しかし，誤嚥性肺炎を発症したため食道経由経腸栄養用チューブElemental Diet Tube（EDチューブ）の挿入となりました．

・水分量の決め方（図6-7）

　1日の経時的な尿量や血液ガス分圧検査，胸部X線を確認しながら，水分量を補っています．血液ガス分析装置によっては血液ガスのみならず血糖値，乳酸，ヘモグロビンや電解質などといった代謝項目や電解質なども測定できるので同時にチェックします．

　図6-7の2病日に着目すると，必要水分量が多くなっています．理由としましては，①外傷による侵襲，②人工呼吸器装着による呼気終末陽圧（PEEP），③鎮静・鎮痛により末梢血管が拡張した，④入院時の水分量が少なかった，などが挙げられます．また，尿量に着目しますと，6病日から緩やかに増え，10病日では約2,000mL/日（1.46mL/kg/日）となっています．炎症の改善とともに尿量の増加がみられますが，これは侵襲からの回復のサインです．これを機に静脈点滴から経腸投与へシフトしていきました．

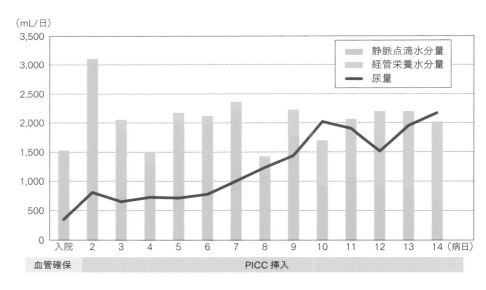

図6-7　急性期の水分投与の一例

・栄養投与の決め方（図6-8）

　外科的侵襲によってストレスホルモンが分泌され，全身性の炎症反応が起こり，そ

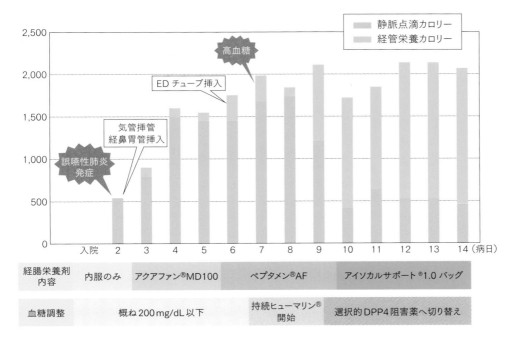

図 6-8　急性期の栄養投与の一例

の結果，エネルギー消費が著しく亢進します．侵襲が大きいほど代謝も亢進し，同化状態から異化状態に大きく傾きます．これが約 1 ヵ月継続します．受傷後，生体内ではストレスホルモンの影響でグルカゴン分泌が増加し，グリコーゲン分解が促進されます．また，インスリン抵抗性が生じるために血糖値が上昇するので注意します[7]．本症例では，異化の亢進とインスリン抵抗性が生じることから，受傷後より 5〜7 日かけて目標のカロリー値に近づくように調整しています．しかし，7 病日目に血糖 200 mg/dL 以上が続いたため持続インスリンを開始しました．もともとの HbA1c の値は正常でしたので，侵襲に伴う高血糖として経過をみていましたが，血糖値の下がりが乏しいため選択的 DPP4 阻害薬を追加投与しました．

・経時的栄養プランニングの実際

　徐々に静脈点滴から経腸栄養にシフトしていきます．また経腸栄養といっても成分栄養剤，消化態栄養剤，半消化態栄養剤に分類され，疾患やフェーズによって使い分けます．本症例ではアクアファン®MD100（経口捕水液）から開始し，ED チューブを挿入後ペプタメン®AF（消化態栄養剤）からアイソカルサポート®1.0 バッグ（半消化態栄養剤）へ移行しています．経管栄養のみで栄養を補うのではなく，並行して経口摂取を始める準備も重要です．最終的には気切孔も閉じ，一般食を摂取できるようになり自宅退院されました（表6-5）．

memo
インスリンを使用していると
カリウムの変動が伴うので注
意が必要です

表6-5　多発外傷患者の栄養管理の一例

	治療介入	栄養管理	リハビリ
入院	胸腔ドレーン挿入（1本目） 左胸部裂創閉鎖 ハローリングで整復		PT介入開始 ベッド上にてROM訓練
2病日	気管挿管・経鼻胃管挿入 人工呼吸器装着 ハローベスト装着 胸腔ドレーン追加挿入（2本目）	エネルギー補給飲料	
6病日	十二指腸チューブ挿入	消化態栄養剤	
7病日	気腫増大のため皮下ドレーン挿入		
10病日	1本目のドレーンと皮下ドレーン抜去	半消化体栄養剤	
17病日	2本目のドレーン抜去		全介助にて端坐位実施 OT介入開始
21病日			
28病日			全介助にて立位実施
44病日	頸椎固定術および自家骨移植施行 ハローベスト終了	ST介入開始・反復唾液嚥下テスト 強制開口・唾液嚥下	
48病日			歩行器にて歩行訓練開始
56病日		嚥下内視鏡検査 経鼻胃管抜去 汁トロミ食開始（1,500kcal）	独歩にて平地歩行
59病日		咀嚼食へ（1,400kcal）	
62病日		軟菜食へ（1,400kcal）	
69病日	気切孔閉鎖	一般食へ（1,600kcal）	階段昇降 （2階往復分） 筋肉トレーニング
79病日	自宅退院		

（栄養管理欄：入院〜48病日「経管栄養」、56病日〜「経口摂取」）

STEP4　実際の臨床現場では，アセスメント→計画→実施→アセスメントを用いてアウトカム評価を行う→計画…と繰り返し行います．本症例では，患者の病態の変化やデバイスの自己抜去（EDチューブやPICC）などのイベントが起こったときに行います．再アセスメントの結果を水分量・栄養投与量に反映させ実施と再アセスメントを繰り返すことで，患者に最適な投与経路，かつ水分・栄養投与が可能となりました（図6-6，7，8）．

◆ 症例の振り返り

　　多発外傷患者は損傷臓器別にいろいろなリスクが潜んでいます．栄養管理の場面を切り取っても，そこには水分量や血糖の調整などたくさんの因子が付随してきます．そのため，臨床所見・画像・採血検査などを駆使し，多角的に患者の状態をモニタリングし，アセスメントすることが重要です．

❷ デキる看護師のポイント

▶ 患者に見合った必要栄養量や水分量を理解する．

▶ 栄養管理は病態の改善，栄養投与，合併症の予防が重要であると理解する．

▶ 検査値だけに振り回されない！　患者の全体像を捉え，栄養が不足しているのか病態が悪化しているのかを身体所見や採血・画像検査の結果などで評価する．

▶ 採血結果は異常かどうかだけではなく，経過を鑑みて改善傾向なのか悪化傾向なのか推移をみる．

▶ 臨床で得た患者の情報を多職種に共有し，よりよい栄養管理を目指す．

❖ 参考文献
1) 日本臨床栄養代謝学会 編：日本臨床栄養代謝学会 JSPEN テキストブック，南江堂，2021．
2) T Cederholm et al：GLIM criteria for the diagnosis of malnutrition - A consensus report from the global clinical nutrition community. Clin Nutr, 38(1)：1-9, 2019.
3) 厚生労働省：栄養改善マニュアル（改訂版）．p.12，平成21年3月．https://www.mhlw.go.jp/topics/2009/05/dl/tp0501-1e_0001.pdf.
4) 岡田晋吾：キーワードでわかる臨床栄養 令和版．羊土社，2020．
5) 井上善文：病因に基づいた，栄養障害の新しい分類．臨床栄養，138(7)：1116-1122，2021．
6) 奈良信雄：栄養アセスメントに役立つ臨床検査値の読み方考え方　ケーススタディ．医歯薬出版，2008．
7) 東口高志：実践！臨床栄養「治る力」を引き出す．医学書院，2010．
8) 平岡栄治，則末泰博，藤谷茂樹 編：重症患者管理マニュアル．メディカル・サイエンス・インターナショナル，2018．
9) 井上善文：栄養評価をしないで実施する栄養管理は，栄養管理とはいえない．臨床栄養，138(5)：732-738，2021．

7 虚血性心疾患かな？ と思ったら

虚血性心疾患の病態生理

　虚血性心疾患とは，冠動脈の閉塞や狭窄によって心筋への血流が阻害され，心臓に障害が起こる疾患の総称です．その主要な原因は動脈硬化であり，高齢，高血圧，糖尿病，高脂血症，肥満，喫煙などが発症のリスクファクターとなります．虚血性心疾患には，冠動脈が狭くなることによって起こる狭心症と，冠動脈プラークが破綻したところの血管壁を修復しようと血栓形成がされ，血管内腔が詰まりかける不安定狭心症や血管が完全に詰まってしまう心筋梗塞があります（図7-1）．不安定狭心症と急性心筋梗塞はどちらも発生機序が同じであることから，急性冠症候群（ACS）と呼ばれます．

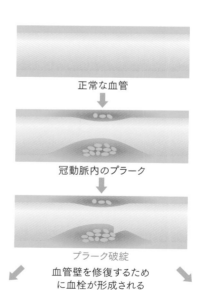

正常な血管

↓

冠動脈内のプラーク

↓

プラーク破綻

血管壁を修復するために血栓が形成される

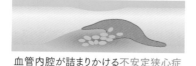

血管内腔が詰まりかける不安定狭心症　　　血管内腔が完全に閉塞する急性心筋梗塞

図7-1　不安定狭心症と急性心筋梗塞の発生機序

　虚血性心疾患を疑う症状の一つに胸痛があります．胸痛の原因検索においては，数ある疾患の中から決して見落としてはいけない緊急性を要する致死的疾患である5 killer chest pain（急性冠症候群，急性大動脈解離，肺塞栓，緊張性気胸，特発性食道破裂）の鑑別を行うことが重要です．患者が胸痛を訴える場合には，バイタルサインの確認を行い，問診，病歴聴取，身体診察，心電図検査や採血，心臓超音波などを行い5 killer chest painの除外を行います（図7-2）．また，通常の診察では問診や病歴聴取を優先して行いますが，胸痛を訴える患者の診察ではバイタルサインの確認を優先して行いましょう．

　胸痛の中でも特に重要度の高い急性冠症候群は，特に早期診断と治療が必要になります．診断は病歴聴取に始まり，心電図検査，心臓超音波検査や採血検査などがあります．胸痛があって心電図変化を伴っている場合は急性冠症候群を診断することは比較的容易ですが，心電図上でST変化を伴わない場合や無痛性の心筋虚血などの診断は困難となります．急性期においては早期診断と的確な治療介入は患者の予後を左右します．心筋マーカーなどの生化学検査は心筋障害の早期検出のためのスクリーニングや予後予測に有用といえます．しかしながら，それのみで単純に確定診断できるものではなく，それぞれの心疾患に対しておおよその病態をつかむ1つの手段でしかありません．虚血性心疾患を疑う場合には，臨床症状などの病歴聴取や身体診察，心電図検査，胸部X線検査，心臓超音波検査，胸部CT検査，血液検査などを組み合わせて総合的に評価することが大切です．

　本節では虚血性心疾患の疑いのある患者の検査値の見方について解説します．

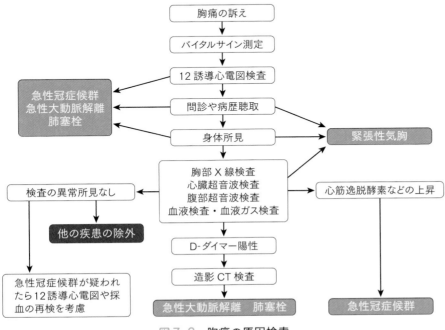

図7-2　胸痛の原因検索

虚血性心疾患を評価する検査値

　急性心筋梗塞による心筋壊死が起こると，心筋細胞から心筋逸脱酵素のアスパラギンアミノトランスフェラーゼ（AST）や乳酸脱水素酵素（LDH）が血中へ流出されます．また心筋壊死が起こると，白血球（WBC），C反応性タンパク（CRP），赤血球沈降速度（ESR）などの炎症マーカーも上昇します．白血球数は1時間以内に増加するため特異性は低いものの早期診断の手助けになりますが，感染症との鑑別が必要になります．心筋梗塞の急性期ではCRPは梗塞サイズと関連し白血球数や赤血球沈降速度は重症例ほど高くなる傾向にありますが，これらは非特異的であるため，心筋障害をより鋭敏に反映する心筋障害マーカーを測定します．心筋障害マーカーにはクレアチンキナーゼ（CK），CK-MB，AST，LDH，ミオグロビン，トロポニンT，トロポニンI，心筋ミオシン軽鎖，ヒト心臓型脂肪酸結合タンパク（H-FABP）がありこれらの指標は心筋梗塞の病期（時間的経過）により使い分ける必要があります（図7-3）．それぞれの検査項目の測定意義についてみていきましょう．

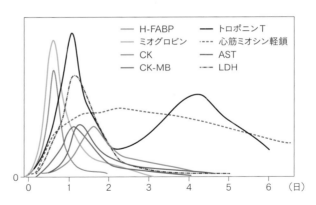

	H-FABP	ミオグロビン	CK	CK-MB	トロポニン	心筋ミオシン軽鎖	AST	LDH
上　昇（時間）	0.5〜3時間	1〜3時間	2〜4時間	2〜4時間	2〜4時間	4〜6時間	4〜6時間	6〜10時間
正常化まで（日数）	1〜2日	7〜10日	3〜7日	3〜7日	14〜21日	7〜14日	3〜7日	8〜14日

図7-3　急性心筋梗塞発症後の心筋マーカーの時間的経過

◆ クレアチンキナーゼ（CK）

　CKはクレアチン＋ATP ⇄ クレアチンリン酸＋ADPの反応を触媒する酵素で，筋肉や脳に存在します．クレアチンホスホキナーゼ（CPK）とも呼ばれます．CKには3つのアイソザイム（同じ働きをする酵素であるがその分子構造が異なるもの）があり，CK-MMは骨格筋に，CK-MBは心筋に，CK-BBは脳や平滑筋に多く存在しており，

高い臓器特異性があります．CK-MBが高値を示した場合には心筋細胞の障害が起こっていることが考えられます．CKやCK-MBの上昇は心筋梗塞を発症してから4〜8時間から認め，12〜24時間でピークを迎え正常化までに3〜7日ほどかかるといわれています．これらを経時的に測定することで心筋壊死の大きさの推定が可能となり，心筋梗塞の予後も予測することができます．ただし，CK-MBは心筋細胞に特異的とされていますが，骨格筋にもわずかながら含まれているため横紋筋融解症や痙攣，骨格筋疾患などでも上昇がみられることがあります．また筋肉内注射や電気的除細動，心臓マッサージでも上昇することがあります．

　　総CK活性基準値：男性 40〜180 IU/L，女性 30〜160 IU/L
　　CK-MB活性基準値：2〜16 IU/L

◆ ミオグロビン

　ミオグロビンは主として骨格筋や心筋に存在するタンパク質で，筋肉組織内での酸素の貯蔵およびミトコンドリアへの運搬に関与しています．分子量が小さいため骨格筋や心筋が障害を受けると容易に血液中に遊出され血中濃度が上昇します．ミオグロビンは他の心筋障害マーカーと比べ発症後約1〜2時間と早期に上昇するため，早期診断や再梗塞の診断，再灌流の指標に有用です．発症後10時間ほどでピーク値となり1〜2日以内で正常化します．ただし，心筋特異性に乏しく激しい運動や骨格筋疾患，腎不全，悪性高熱などで偽陽性となるため注意が必要です．筋肉運動では数時間後に数倍の上昇が認められ，筋肉内注射では数時間で5〜10倍の高値になるといわれています．また低分子であることから容易に尿中に排泄されミオグロビン尿となることも特徴です．

　　血中ミオグロビン基準値：男性 10〜80ng/mL，女性 10〜60ng/mL
　　尿中ミオグロビン基準値：12ng/mL 以下

◆ トロポニン（Tn）

　トロポニンは心筋，骨格筋の筋原線維を構成する収縮調整タンパクで，トロポニンT，トロポニンI，トロポニンCの3種類の複合体を形成しています．トロポニンCは心筋と骨格筋において共通のアミノ酸配列を有しますが，心筋由来のトロポニンTとトロポニンIは骨格筋のそれらとは異なるため，これら2種類のトロポニンが心筋マーカーとして用いられています．心筋トロポニンは心筋梗塞発症後3〜6時間で上昇し，約18時間でピークとなります．その後，トロポニンIは3〜5日，トロポニンTは2相性のパターンを示し10〜14日は検出可能なため，発症後数日経過した例であっても急性心筋梗塞の診断が可能となります．トロポニンTにおいては，急性心筋梗塞で虚血早期の細胞からの遊出（第1ピーク：発症12〜18時間後のピーク）と筋

原線維壊死（第2ピーク：発症90〜120時間後のピーク）の両相の病態を反映するものと考えられ，2相性を呈し従来のマーカーとは異なった特徴を有しています．またCK-MBが上昇しない軽度の心筋壊死でも，トロポニンTやトロポニンIは検出されることがあります．トロポニンが血液中に流出する場合には，心筋細胞がすでに不可逆的壊死に陥ったことを示し，梗塞サイズや慢性期の心機能と相関します．健常人では血液中にトロポニンは検出されず，CK-MBと比べて感度や特異度が高いのが特徴です．また簡便に行うことができる全血診断検査として迅速検査キット（トロップT®）が市販されており，15分ほどで判定が可能となります．腎機能障害時には異常高値をとり，偽陽性を示すことがあるため，注意が必要です．

> トロポニンI基準値：0.5ng/mL未満
> トロポニンT基準値：0.10ng/mL以下，　トロポニンT簡易測定キット：陰性

◆ 心筋ミオシン軽鎖

心筋ミオシン軽鎖は心筋細胞中の筋原線維のうち，太いフィラメントを構成する筋収縮タンパクです．心筋壊死がみられる急性心筋梗塞や心筋炎で上昇します．心筋梗塞発症から4〜12時間で検出され，ピーク値は2〜5日後であり筋原線維の壊死過程を反映して7〜14日ほど異常値が続きます．心筋梗塞発症直後の診断には有用ではありませんが，時間の経過した心筋梗塞でも検出できるといった特徴があります．また，心筋ミオシン軽鎖の上昇は再灌流による影響を受けにくく，ピーク値は梗塞サイズに依存します．10〜20ng/mLであれば中等度の梗塞で，30ng/mL以上では広範囲の梗塞を示唆し予後不良といわれています．心筋ミオシン軽鎖は腎排泄のため，腎機能障害時には異常高値をとり，偽陽性を示すことがあるため注意が必要です．

> 心筋ミオシン軽鎖の基準値：2.5ng/mL

◆ ヒト心臓型脂肪酸結合タンパク（H-FABP）

ヒト心臓型脂肪酸結合タンパク（H-FABP）は遊離脂肪酸の細胞内輸送に関する低分子可溶性タンパクで，心筋障害時に速やかに血液中に逸脱し心筋梗塞発症後30分〜3時間で上昇し検出が可能となり，5〜10時間でピークとなります．心筋特異性が高いため，超急性期の診断に極めて有効であり[1]，ベッドサイドで簡便に行うことができる全血診断検査として迅速検査キット（ラピチェック®）が市販されています．CKが上昇しはじめるさらに前の段階で評価することが可能であり，15分ほどで判定できます．注意する点として，腎機能障害や骨格筋障害でも，H-FABPは上昇し偽陽性を示すことがあります．

H-FABPの心筋梗塞診断のカットオフ値：6.2ng/mL

H-FABP簡易測定キット：陰性

◆ 電解質（血清カリウム）

　そのほかに虚血性心疾患の急性期で注意すべき採血項目として電解質があり，特に血性カリウム値はチェックが必要です．急性心筋梗塞時には交感神経が亢進することによってカリウムが細胞内に移動し低カリウム血症をきたすことがあります．血清カリウム値が低いと心室性期外収縮などの不整脈が出現しやすくなり，特に急性期においては心室細動などの致死性不整脈のリスクが高くなるため注意が必要です．

血清カリウムの基準値：3.5～5.0mmEq/L

症例から学ぶ検査値を用いた虚血性心疾患のアセスメント

■1 症　例

48歳　男性

主　訴：胸痛

現病歴：買い物に行った後に，16:00過ぎに荷物をもって自宅階段を2往復してから，息苦しさと胸苦しい症状が出現した．今回，初めての症状であったため心配になり自家用車で救急外来受診された．鼻汁や咳，咽頭痛は認めず．背部痛の訴えもなし．深呼吸時の呼吸苦の増悪なし．労作時の息切れはあるが胸部の絞扼感は認めず．

既往歴：高血圧（未治療），脂質異常症（未治療），虫垂炎術後（10歳代），かかりつけ医なし

生活背景：喫煙は1日20本×28年間，アルコールは付き合い程度

　　　　　仕事は派遣で警備員として働いている

　　　　　食事は自炊かスーパーやコンビニの弁当など

薬剤投与歴：なし

◆ 所　見

● 身体所見

意識清明

● バイタルサイン

体温36.9℃，脈拍100回/分，血圧138/75mmHg，SpO$_2$ 99%（室内気），呼吸数15回/分，両肺の呼吸音清明，心雑音なし

12誘導心電図：96bpm　洞調律，V1〜4で軽度ST低下あり

胸部X線写真：明らかな浸潤影なし，気胸なし

◆ **検査値**（血液検査，来院時 20：00）

項　目	来院時 検査値	基準値 （当院の基準値）	単　位
WBC	12.7	3.3〜8.6	$\times 10^3 / \mu L$
Hb	15.5	男性13.7〜16.8　女性11.6〜14.8	g/dL
PLT	28.3	15.8〜34.8	$\times 10^4 / \mu L$
GLU	125	73〜109	mg/dL
CRP	0.04	0〜0.14	mg/dL
AST	69	13〜30	U/L
ALT	24	10〜42	U/L
LDH	234	124〜222	U/L
BUN	15.5	8〜20	mg/dL
CRE	0.81	男性0.65〜1.07　女性0.46〜0.79	mg/dL
eGFRcreat	80.4	60.0 以上	mL/分/1.73m²
Na	139	135〜145	mEq/L
K	4.1	3.5〜5.0	mEq/L
Cl	104	98〜108	mEq/L
CK	781	男性40〜180　女性30〜160	IU/L
CK-MB（EIA）	86.5	2〜16	IU/L
トロポニンI	2.1959	0.5未満	ng/mL
ミオグロビン	1371.0	97以下	ng/mL
TG	26	50〜149	mg/dL
HDLコレステロール	35	38〜90	mg/dL
LDLコレステロール	121	65〜163	mg/dL
HbA1c（NGSP）	5.8	4.6〜6.2	%
pH	7.449	7.35〜7.45	—
$PaCO_2$	36.4	35〜45	Torr
PaO_2	124.2	80〜100	Torr
SaO_2	98.7	95〜100	%
HCO_3^-	24.7	24±2	mmol/L
BE	1.0	±2.0	mmol/L

◆ **アセスメント**

　発症は比較的急であると考え，息苦しさと胸苦しい症状を認めたことから年齢的にも若いためまず気胸を疑ったが，胸部X線では明らかな気胸は認めなかった（図7-4）．次に，胸苦しい症状から虚血性心疾患を疑い12誘導心電図を施行したところ，ST変化を伴う所見があったため血液検査データで心筋マーカーをチェックすることとした．

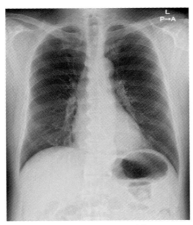

図7-4　胸部X線

胸部X線では明らかな気胸は認めなかった

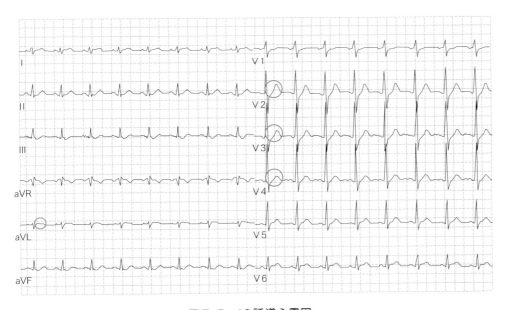

図7-5　12誘導心電図

V2～V4でのST低下とaVLでST上昇を認めた

　胸部症状は持続しておりトロポニンIは高値であったが，12誘導心電図上は明らか
なST上昇は認めなかった．そのため非ST上昇型急性心筋梗塞（NSTEMI）を疑い
CCU医師にコンサルトとなった．

　コンサルトの結果，再度施行した12誘導心電図ではV2～V4ST低下とaVLでST
上昇（図7-5）と心臓超音波検査では下側の壁運動低下を認めたことから，ST上昇型
心筋梗塞（STEMI）として緊急で心臓カテーテル検査を行う方針となった．

memo
CCU：coronary care
unit（冠状動脈疾患集中治療
室）

◆ 診断と経過

　救急外来ではバイタルサイン測定，モニタリング，末梢点滴確保を行いヘパリン®3,000単位を静脈内投与しバイアスピリン®2錠を内服とした．また胸部症状が持続していたためミオコールスプレー®を1回スプレーした．その後，緊急で心臓カテーテル検査を施行したところ，#11に閉塞を認め同部位に経皮的冠動脈形成術（PCI）を施行した（図7-6）．急性心筋梗塞の診断でCCUに入院となった．

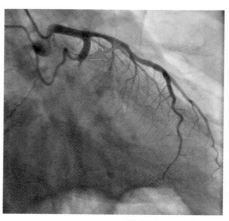 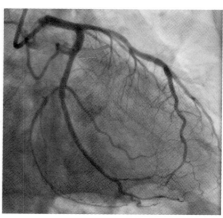

図7-6　心臓カテーテル検査（治療前後）
左：心臓カテーテル検査で#11に閉塞を認めた
右：#11をPCI治療した

◆ 検査データの推移

（□はピーク値）

項　目	1病日 20：00	2病日 0：00	6：00	12：00	18：00	3病日 6：00	4病日 6：00	5病日 6：00
WBC	12.7	12.4	11.3			10.2	9.0	7.0
CRP	0.04	0.30	0.55			6.50	7.38	2.99
AST	69	260	606			190	79	46
ALT	24	49	106			65	48	57
LDH	234	666	1615			1355	1118	758
K	4.1	3.8	4.1			3.9	4.0	4.6
CK	781	3917	6468	4367	3100	1761	715	257
CK-MB	86.5	272.9	418.7	227.4	129.9	27.4	3.9	1.6
Tn-I（トロポニンI）	2.1959	85.8856	227.7954	128.0855	108.9294	77.2557	37.8368	20.3857
ミオグロビン	1371.0	5168.8		223.1	293.1			

来院時の血液データより ALT，AST，LDH やトロポニン I，CK，CK-MB，ミオグロビンなどの心筋障害マーカーの上昇がみられ心筋梗塞による心筋壊死が考えられた．合わせて炎症マーカーである白血球数の上昇がみられることから，特異性は低いものの心筋壊死が起こった場合，1 時間以内に増加するため心筋梗塞の早期診断の一助となった．

2 病日目には，CK 6468 U/L をピークに，その後は順調に低下し胸部症状も消失した．また食事開始となり，3 病日目からは心臓リハビリテーションが開始された．4 病日目には経過良好で CCU から一般病棟に軽快転棟となった．

◆ 症例の振り返り

今回の症例は，来院時の主訴が胸痛であり「荷物をもって自宅階段を 2 往復してから息苦しさと胸苦しい症状が出現した」と労作後の自覚症状を認めています．48 歳と年齢的にも若いですが虚血性心疾患の可能性は否定できないため，ACS を視野に入れた胸痛の原因検索が行われました．救急外来では少ない情報から，いかに効率よく必要な情報を得て鑑別診断に結び付けるかが非常に重要となってきます．ですから，「胸痛」というキーワードをもとに，数ある疾患の中から決して見落としてはいけない緊急性を要する致死的疾患である 5 killer chest pain の鑑別を行いました．幸いにも意識は清明でバイタルサインも安定していたため，問診や病歴聴取を行い，12 誘導心電図検査，胸部 X 線検査，心臓超音波検査，血液検査を進めました．息苦しさがあったことから，緊張性気胸も疑われましたが胸部 X 線では明らかな気胸や縦隔の拡大はなく，心臓超音波検査でも心囊水貯留や大動脈内 flap を認めなかったことや，四肢の血圧測定で明らかな左右上下差がなかったことから，急性大動脈解離は積極的には疑いませんでした．肺塞栓に関しては，心臓超音波検査での右心負荷所見がなく 12 誘導心電図検査でも SIQ Ⅲ T Ⅲ パターンがみられなかったことから，肺塞栓の可能性は低いと判断されました．特発性食道破裂についても，嘔吐やいきみなど急激に腹圧が上昇するようなエピソードはなく，激しい嘔吐や腹痛なども認めなかったため否定的となりました．

この症例では，既往歴や生活習慣から高血圧，脂質異常症，喫煙があり冠動脈のリスクファクターを認めており，12 誘導心電図での ST 変化や血液検査データ，心臓超音波検査での壁運動低下などから急性心筋梗塞が強く疑われ，心臓カテーテル検査および経皮的冠動脈形成術が行われました．

memo
SIQ Ⅲ T Ⅲ パターンとは I 誘導で深い S 波，Ⅲ誘導で Q 波と陰性 T 波を示す特徴的な心電図所見です

91

❷ デキる看護師のポイント

▶ 虚血性心疾患を疑う場合，診断を遅らせないために採血検査はできる限り早く行い，検体を掲出することが大切です．

▶ 急性心筋梗塞においては，各心筋マーカーの上昇する時間的経過を意識して検査値をみることが必要です．

▶ 虚血性心疾患を疑う場合には，血液検査値のみに頼らず，症状や他の検査所見を含めて総合的に判断することも重要です．

❖ 参考文献

1）　岸田信也：血液検査〜各検査値の特異性とピーク時間を把握する．レジデントノート．8（4）：517-520, 2006.

❖ 資料

・福井　悠：胸痛：「先生，10分ほど前から患者さんが胸痛を訴えています」．レジデント，8（5）：58-68, 2015.
・石井潤一：6循環器バイオマーカー．レジデント，9（4）：46-52, 2016.
・大八木秀和：まるごと図解 循環器疾患 第1版．照林社，2018.

8 心不全かな？　と思ったら

心不全の病態生理

　心不全という病態は，さまざまな基礎疾患や増悪因子により生じ，多様な臨床症状を引き起こす症候群とも表現され，循環器疾患が行きつく終末像とされています．近年，わが国では超高齢化社会に突入し，後期高齢者の総人口に対する割合は増加の一途をたどっています．心不全の有病率は加齢とともに増加するともいわれており，今後，心不全の患者が増加し，いわゆる「心不全パンデミック」の時代が到来すると予測されています．

　この心不全の有病率増加に対して，2019年「脳卒中・循環器病対策基本法」が施行され，心不全の予防，早期介入，継続治療など地域連携・多職種連携のもと，循環器病対策が総合的に推進されている時代です．

memo
脳卒中・循環器病対策基本法：
正式名称は「健康寿命の延伸等を図るための脳卒中，心臓病その他の循環器病に係る対策に関する基本法」

1 心不全の定義

　「心不全」とは急性・慢性心不全診療ガイドライン（2017年改訂版）[1]によると「なんらかの心臓機能障害，すなわち，心臓に器質的および／あるいは機能的異常が生じて心ポンプ機能の代償機転が破綻した結果，呼吸困難・倦怠感や浮腫が出現し，それに伴い運動耐容能が低下する臨床症候群」と定義されています．

- ・急性心不全：急速に心ポンプ機能の代償機転が破綻し，心室拡張末期圧の上昇や主要臓器への灌流不全をきたし，それに基づく症状や徴候が急性に出現，あるいは悪化した病態．
- ・慢性心不全：慢性の心ポンプ失調により肺および／または体静脈系のうっ血や組織の低灌流が継続し，日常生活に支障をきたしている病態．

　従来，上記のように，急性心不全と慢性心不全はそれぞれ定義され区別されてきましたが，心不全の早期治療介入や急性期から慢性期の継続的な治療・介入などの有用性が確認されている現在では，この急性・慢性の分類の重要性は薄れてきています．

◆ 左室機能に基づく心不全の定義 [2)]

心臓は全身に血液を駆出する，いわばポンプの役割を主な機能としています．この主たる機能に何らかの障害が生じた結果，心不全を呈します．

心不全の多くは左室機能障害が関与していることが多く，実際の臨床においても左室機能によって治療や評価方法が変わってくるため，これに則った定義がなされています（表8-1）．

表8-1　LVEFによる心不全の分類

分　類	基準値	説　明
LVEFが低下した心不全（HFrEF）	LVEF 40%未満	多くの研究で標準的な心不全治療でのLVEFの低下がHFrEFとされている．左心室の収縮不全を病態の首座とする心不全である．
LVEFが維持された心不全（HFpEF）	LVEF 50%以上	診断には心不全と同じ症状の他疾患を除くことが必要．左心室の拡張機能障害を病態の首座とする心不全であり，有効な治療は十分に確立していない．
LVEFの低下が軽い心不全（HFmrEF）	LVEF 40%以上 50%未満	心不全の病態を分類する上でLVEFをもとに明確にHFrEFとHFpEFを分けることは困難であり，心不全症状を呈する個々人の左室機能を評価し，境界型の心不全として分類する．

（文献3，4より作成）

2 心不全の原因疾患

心不全の原因疾患は多岐にわたります [1)]（表8-2）．おおまかな心不全を発症する機序を説明すると，心筋梗塞や心筋症のように心筋組織が直接的にダメージを受けて心不全を発症する場合，弁膜症や高血圧などにより心筋組織に長期的に負荷が加わり機能障害から心不全を発症する場合，頻脈性ないし徐脈性不整脈により血行動態の悪化を招く場合などがあります．また，これらが複合的に増悪因子として心不全を増悪させる場合もあるでしょうし，全身性の内分泌・代謝性疾患，炎症性疾患などの結果として心不全に陥る場合や栄養障害や薬物，化学物質といったように外的因子により心筋障害を招き心不全を発症する場合など根本的な原因が心臓以外に存在する症例もあります．

LVEF： 左室駆出率 left ventricular ejection fraction
HFrEF： heart failure with reduced ejection fraction
HFpEF： heart failure with preserved ejection fraction
HFmrEF： heart failure with mid-range ejection fraction

表8-2　心不全の原因疾患

心筋の異常による心不全	虚血性心疾患	——
	心筋症	肥大型心筋症，拡張型心筋症，虚血性心筋症，たこつぼ心筋症など
	心毒性物質など	習慣性物質としてはアルコール，コカインなど 薬剤としては抗がん薬（アントラサイクリンなど），免疫抑制薬，抗うつ薬など
	感染性	心筋炎（ウイルス性，細菌性など）
	内分泌疾患	甲状腺機能亢進症，クッシング症候群，褐色細胞腫，副腎不全など
	浸潤性疾患	サルコイドーシス，アミロイドーシスなど
	代謝性疾患	糖尿病
	先天性酵素異常	ファブリー病など
	その他	免疫疾患（リウマチ性疾患，全身性エリテマトーデスなど） 妊娠（周産期心筋症），筋疾患（筋ジストロフィー）
血行動態の異常による心不全	高血圧	——
	弁膜症，心臓の構造異常	・先天性 　心房中隔欠損症，心室中隔欠損症など ・後天性 　大動脈弁，僧帽弁疾患など
	心外膜などの異常	収縮性心膜炎，心タンポナーデ
	体液量過剰	腎不全，輸液量過多など
	その他	高心拍出心不全，心内膜の異常によるもの
不整脈による心不全	頻脈性	心房細動，心房頻拍，心室頻拍など
	徐脈性	洞不全症候群，房室ブロックなど

❸ 心不全に関わる要因 [5)]

◆ 心機能を左右する因子

　心機能は主に心筋の収縮能，前負荷，後負荷，心拍数に左右されますが，それぞれの因子を理解することで心不全患者の病態理解にも結びつくと思います．

◆ 心筋の収縮能

　心臓のポンプ作用は心筋の収縮・伸展により絶えず営まれ，体循環および肺循環を維持しています．心筋は骨格筋と同様に横紋筋で構成されていますが，それぞれの心筋細胞同士が電気的に連結されています．1つの心筋細胞の興奮が瞬時に隣接する心筋細胞を興奮させ，心房と心室を構成するすべての心筋細胞群が同期して一斉に興奮・収縮する仕組みで，心筋は収縮・拡張を繰り返し，血液を拍出することができるのです．

　骨格筋が発する力（張力・活動張力）は張力-長さ関係によりある程度伸展すればするほど発生する張力は増大します（静止張力）．心筋は他の骨格筋に比べこの静止張

95

memo
スターリングまたはFrank-
Starlingともよばれます

力が強いとされており，心臓全体としての圧 - 容積関係における「スターリングの心臓の法則」の基となる仕組みであり非常に重要です．

◆ 心拍出量

心拍出量は健常人の場合，運動，摂食などの日常の身体活動時など，全身・各臓器の代謝需要に応じて規定されています．しかし心不全を呈する場合は，身体の代謝需要に対していわゆる代償機構が破綻した状態とも捉えられます．そこでまずは心拍出量の決定因子に関して考えてみましょう．

心拍出量 cardiac output（CO）は一回拍出量 stroke volume（SV）と心拍数 heart rate（HR）の積に等しい．

$$CO = SV \times HR$$

さらに SV の主要決定因子は，前負荷，後負荷，心筋収縮力の3つとなります（図 8-1）．

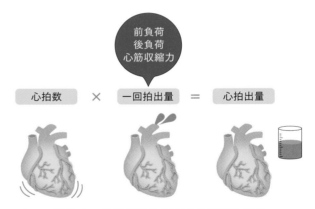

図 8-1　心拍出量を規定する重要な因子

健常人の場合，これらの因子が神経体液性調節などの生理的機構により調整され全身の代謝需要に応じて，必要な心拍出量を絶えず維持しているということになります．

◆ 前負荷 preload

正常心における前負荷は，心筋が収縮する直前にかかる負荷を意味しており，先述した「スターリングの心臓の法則」に則ります．さらに心臓は骨格筋とは異なり，袋状の構造をしている臓器です．袋の中身が増えれば増えるほど心筋は伸展し，多くの心拍出量を生み出します．つまり，心筋の拡張末期（収縮し始める時点）の心内血液量（拡張末期容積〔EDV〕）によって規定されています（図 8-2）．

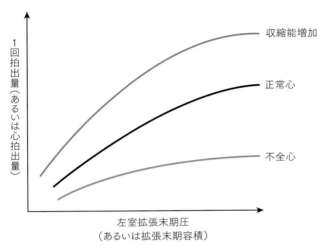

図 8-2　スターリングの心臓の法則による心機能曲線

◆ 後負荷 afterload

　後負荷は心筋が収縮した直後にかかる負荷を意味しており，心臓はこの負荷に打ち勝って収縮し血液を拍出しなければなりません．ポンプである心臓は末梢血管抵抗に逆らって血液を駆出しているので，これが後負荷の要因となります．つまり左心室では大動脈圧（血圧）が右心室では肺動脈圧が後負荷となります．

◆ 代償機構

　心不全に陥ると生体内に備わったいくつかの代償機構が働くようになり，心拍出量の低下を抑えて全身の臓器灌流を維持するように働きます．このメカニズムを理解することも心不全患者の病態把握にはかかせません．

① スターリング機構

　図 8-2 で示すように，正常心では心臓の拍出量は前負荷が増大するように大きくなります．一方，左室収縮能が低下した状態では，この心機能曲線が下方にシフトします（不全心）．一定の前負荷では正常心に比べて一回拍出量は低下します．

　一回拍出量が低下した場合，「スターリングの心臓の法則」に基づいて，次の収縮ではより心筋が引き伸ばされ（前負荷の増大），拍出量を増大させようと働きますが，不全心の場合，その増大幅はわずかです．当然ながら前方への拍出が増大できないということは，拡張末期容積ならびに拡張末期圧（EDP）が増大し，心不全としての肺うっ血や肺水腫を引き起こします．

② 神経体液性因子の活性化

　以下に示す代償機構は効果として末梢血管抵抗の増加を目的としています．心不全により一回拍出量が低下した結果，全身の臓器灌流を保つために備えられた代償機構です．

• 交感神経系

　実際に心拍出量の低下をどこで感知するのでしょうか？　答えは頸動脈洞と大動脈弓に備わっている圧受容体です．ここで灌流圧の低下として感知され自律神経系を介して交感神経系が優位となり心拍数の増加（変時作用），心室収縮能の増加（変力作用），全身の静脈や細動脈の血管収縮などが起こります．

• レニン・アンジオテンシン・アルドステロン系（RAAS）

　レニン・アンジオテンシン系は強力な血圧上昇機構であり，腎血流が減少するとその調節機能が発揮されます（p.106参照）．

• 抗利尿ホルモン（ADH）の分泌増加

　下垂体後葉から分泌されるADHは心肺部圧受容体や浸透圧受容体などの受容体からの刺激で分泌が調整されています．このADHは主に腎尿細管細胞に働きかけ集合管における水の再吸収を促進し，循環血漿量を増大させます．

　このように交感神経系，RAAS，ADH系はいずれも活性化されると血圧を上昇させ，循環血漿量を増大させる代償機構です．これらがときには心不全の程度によっては悪循環に陥る引き金ともなります．しかし，生体にはこの悪循環を阻止する機序ももち合わせています．それがナトリウム利尿ペプチドです．

　心房に伸展刺激（心房拡張末期圧の上昇）が加わると放出される心房性ナトリウム利尿ペプチド（ANP）と心室筋がストレスにさらされると産生されるB型ナトリウム利尿ペプチド（BNP）が存在します．これらANPおよびBNPはナトリウム利尿作用に加えて，血管拡張作用，交感神経拮抗作用，RAAS拮抗作用を有しており，前負荷および後負荷軽減という効果を発揮します．

　呼吸不全と思ったら，血液ガス分析をみて患者状態を把握することになりますが，そのためにはまず，呼吸・循環・代謝の密接な関係を理解することが重要です．血液ガス分析は，呼吸不全時の血液中に溶解している酸素（O_2）や二酸化炭素（CO_2）などの確認に用いられる検査です．本節ではいくつか式が出てきます．苦手意識をもっている人もいると思いますが，電卓を使って患者状態を把握できるようになると，看護アセスメントは確実にスキルアップします．

心不全を評価する検査値

　前述の通り，心不全という病態はさまざまな基礎疾患や増悪因子により生じ，多様な臨床症状を引き起こす症候群であり，当然ながら検査値単体だけでは病態の全容把握は困難です．しかし，以下に説明するBNP/NT-proBNPは心不全に対する有用性の示されたバイオマーカーであり，心不全の病態把握をする上では重要な検査値となります．

◆ BNP/NT-proBNP[6)]

B型ナトリウム利尿ペプチド（BNP）は，主に心室の容量負荷が刺激となって心筋細胞で産生されるホルモンです．現在では15分程度で結果が出る迅速測定なども可能となってきており，救急外来などでの急性心不全の診断に活用されるほか，慢性心不全とすでに診断されている症例に関しては入院あるいは外来管理の上で活用されるなど，急性期から慢性期まで活用される検査値です．

BNPは心筋細胞でproBNPとして産生されます．そして血中に分泌される際に生理的活性をもつBNPと，活性をもたないNT-proBNPに分断されます．BNP遺伝子の特性上，必要時には急速に産生されるため，急性心不全発症の比較的早期から血中濃度は高値を示します．血中に分泌されたBNP/NT-proBNPの代謝と病態の関係は充分に把握されてはいませんが，一般的に腎機能低下によりクリアランスが低下するといわれており，腎機能低下症例においての評価の際には注意が必要です．また血中濃度に関しては，腎機能のほか，心機能や年齢・体型などにも影響を受けるために，他者との比較というよりは個人の変動を重視すべきともいわれています．

以下に心不全診断のためのカットオフ値の目安を示します[7)]（図8-3）．BNP 40pg/mL，NT-proBNP 125pg/mLが心不全の疑いとされるカットオフ値，BNP 100pg/mL，NT-proBNP 400pg/mLが心不全を強く疑うカットオフ値として臨床では用いられています．

memo
BNPは脳性ナトリウム利尿ペプチドともいいます

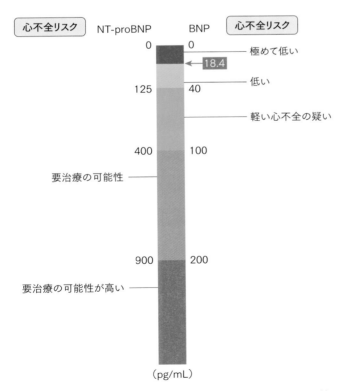

図 8-3　BNP/NT-proBNP 値の心不全診断へのカットオフ値

症例から学ぶ検査値を用いた心不全のアセスメント

1 症　例

memo
循環を機械的に補助する主な方法として，経皮的心肺補助法 percutaneous cardiopulmonary support (PCPS) と，大動脈内バルーンパンピング intra-aortic balloon pumping (IABP) があります

70歳　男性

主　訴：呼吸困難

現病歴：一週間前から労作時に呼吸困難を認めており徐々に増悪．我慢できなくなり近医受診．SpO₂ が60％程度と低値を認め市中病院へ紹介搬送．
　　　　急性肺炎を疑われ人工呼吸器管理の上 ICU 入院．
　　　　入院後の経胸壁心エコー検査にて重度の僧帽弁逆流症（severeMR）を認め，すでにノルアドレナリン高容量投与して血圧は維持するも，severeMR を契機とする心原性ショックの診断．
　　　　緊急の外科的治療も考慮され大学病院へ搬送となり，緊急カテーテル検査＋ PCPS/IABP を挿入（補助循環装置）

既往歴：なし　　内服歴：なし　　喫煙歴：40歳まで　20本／日

◆ 所　見

● バイタルサイン

市中病院：体温37.9℃，心拍数120回／分，呼吸数40回／分，SpO₂＝79〜83％（リザーバー10L）

大学病院：体温36.9℃，心拍数97回／分，呼吸数30回／分，SpO₂＝88％（人工呼吸器）

● 身体所見

末梢冷感あり，下腿浮腫なし

胸部 X 線：電撃性肺水腫

12誘導心電図：120 bpm　ST-change なし　洞性頻脈

◆ 検査値（動脈血液ガス分析）

項　目	検査値	基準値	単　位
pH	7.412	7.35〜7.45	―
$PaCO_2$	36.8	35〜45	Torr
PaO_2	318.3	80〜100	Torr
SaO_2	99	95〜100	%
HCO_3^-	22.9	24±2	mEq/L

◆ 追加検査（血算・生化学検査）

項　目	検査値		基準値	単　位
WBC	8.1		3.3〜8.6	$\times 10^3/\mu L$
RBC	3.17	↓	男性4.35〜5.55　女性3.86〜4.92	$\times 10^6/\mu L$
Hb	9.5	↓	男性13.7〜16.8　女性11.6〜14.8	g/dL
Hct	29.1	↓	男性40.7〜50.1　女性35.1〜44.4	%
MCV	92		83.6〜98.2	fL
MCH	30.0		27.5〜33.2	pg
MCHC	32.6		31.7〜35.3	g/dL
PLT	15.5		15.8〜34.8	$\times 10^4/\mu L$
TP	4.9		6.6〜8.1	g/dL
Alb	2.6		4.1〜5.1	g/dL
AST	14		13〜30	U/L
ALT	10		男性10〜42　女性7〜23	U/L
LDH	185		124〜222	U/L
ALP	47		106〜322	IU/L
γ-GTP	18		男性10〜42　女性7〜23	IU/L
T-Bil	1.1		0.4〜1.5	mg/dL
BUN	37.3	↑	8〜20	mg/dL
CRE	1.14	↑	男性0.65〜1.07　女性0.46〜0.79	mg/dL
GLU	144	↑	73〜109	mg/dL
CRP	16.05	↑	0〜0.14	mg/dL
NT-proBNP	10285	↑	125以下	pg/mL

◆ アセスメント

　市中病院到着時は高容量酸素投与下においても頻呼吸とSpO_2の低下を認めており，さらに循環動態はノルアドレナリンを有する心原性ショックの状態であったと推察されます．

　検査値は大病院来院時のデータですが，炎症反応の上昇および心不全を思わせるNT-proBNPの異常高値を認めました．

　胸部X線上は急性肺水腫を呈しており急性心不全が示唆される状態でした．

◆ 診断と経過

　市中病院入院後の経胸壁心エコー検査により僧帽弁閉鎖不全症（僧帽弁逸脱症）を認め弁膜症を契機とする急性心不全・心原性ショックと診断されました．

　急性の高度僧帽弁逆流を起こした場合，本来は左心室から大動脈へと前方駆出されるべき血液が左房へと逆流してしまい心拍出量は急速に減少します．これを補うために代償機構が機能しますが，突如起こった高度僧帽弁逆流には対応できず，結果として左室拡張末期圧および左房内圧が急速に上昇している状態でした．そして肺うっ血

をきたし，挿管管理を要するほどの低酸素血症に至りました．

　このように，弁膜症においても慢性的な経過から急性心不全を呈する症例は多くみられます．

◆ 症例の振り返り

　本症例においては軽度の腎機能障害はおそらくもともと存在していましたが，いずれにしても NT-proBNP の値は異常高値でした．急速に増大した心筋ストレスを反映しており，早期の治療介入を必要とされました．

　本症例のように，急激に呼吸状態が悪化するというのが急性心不全のたどる1つの病態でもあります．特に心血管系の既往歴がなくとも，突然目の前に現れるかもしれません．

　本症例のほかに，たとえば肝酵素などの上昇，下腿浮腫を加えて認める場合には右心不全の病態はないかな？　などの視点で身体診察を行うとよいと思います．あるいは重度の貧血や炎症反応の高値・発熱などを認める場合は，心不全の引き金になっていないかな？　心不全を起こすような既往歴はないかな？　など，情報収集をする必要があります．

　患者より「苦しい」との訴えがあれば心不全という病態を頭の片隅においていただき，心不全を示唆する症状などがないか，あるいは心不全を起こすような基礎疾患はないかなど，注意深く身体診察を行う必要があるでしょう．

2 デキる看護師のポイント

▶ 急性心不全を呈する場合は検査結果を待たずして治療を先行させる場合がほとんどであり，検査結果に固執せず，フィジカルアセスメントを中心に診ることが先決．

▶ 心原性ショックともなると呼吸管理，循環管理を中心に迅速に介入するため，多くの口頭指示が出るでしょう．そんなときは一人で対処せず，まずはマンパワーを確保しましょう．

▶ 急性心不全を呈する場合は，特に循環動態の変動を注意深く観察する．

▶ 検査結果としては BNP/NT-proBNP に拘らず，右心不全を伴う所見・貧血や炎症所見など，心不全の引き金となるような検査値がないか観察するのも，次のステップとして考える．

▶ BNP/NT-proBNP の推移を治療経過とともに観察し，情報収集に活かす．

❖ 参考文献

1）日本循環器学会，日本心不全学会：急性・慢性心不全診療ガイドライン（2017年改訂版），2018.
https://www.j-circ.or.jp/cms/wp-content/uploads/2017/06/JCS2017_tsutsui_h.pdf

2）日本循環器学会，日本心不全学会：2021年JCS/JHFSガイドライン フォーカスアップデート版
急性・慢性心不全診療，2021.

3）Ponikowski P, et al：2016 ESC Guidelines for the diagnosis and treatment of acute and chronic
heart failure．European Heart Journal，37（27）：2129-2200，2016.

4）Yancy CW, et al：American College of Cardiology Foundation/American Heart Association Task
Force on Practice Guidelines. 2013 ACCF/AHA guideline for the management of heart failure: a
report of the American College of Cardiology Foundation/American Heart Association Task Force
on practice guidelines，128（16）：240-327，2013.

5）香坂　俊：循環器急性期診療 Critical Care Cardiology，メディカル・サイエンス・インターナショ
ナル，2015.

6）南野哲男：循環器診療コンプリート　心不全 - 心・腎・脳の視点でとらえる循環器疾患．学研メディ
カル秀潤社，2021.

7）日本心不全学会：血中BNPやNT-proBNP値を用いた 心不全診療の留意点について．
http://www.asas.or.jp/jhfs/topics/ bnp201300403.html
https://www.j-circ.or.jp/cms/wp-content/uploads/2021/03/JCS2021_Tsutsui.pdf

9 腎不全かな？　と思ったら

腎不全の病態生理

1 腎機能 [1, 2]

　腎臓は，あらゆる疾患や全身状態，加齢によって機能低下に陥ります．腎臓の主な機能は尿を生成し，老廃物などを体外に排泄することで血液の酸塩基平衡，電解質，体液量，浸透圧などを調整しています．また，それ以外にも造血作用のあるエリスロポエチン，血圧を上げさせるために作用するレニンといったホルモン分泌の機能があります．さらに，ビタミンDを活性化させ骨代謝にも関与しています．ここでは腎不全に最も関わる尿の生成，電解質の調整，体液量と浸透圧の調整について説明をします．

◆ 尿の生成

　腎血流は，左右合わせて約1L/分（およそ心拍出量の20％）とされており，毎分100mLの原尿が生成されます．血液が腎臓に流れ，糸球体に届いて濾過されることで原尿がつくられます．こうして大まかに体にとって必要なものと不必要なものがふるいにかけられます．さらに原尿は，尿細管を腎盂に向かって進む過程で水が99％再吸収され，さらに溶質である電解質などが分泌，再吸収され，実際に体外へ排出される尿となっていきます．

①糸球体における血液濾過

　糸球体における血液の濾過は，腎血流量と糸球体における濾過圧によって調整されています（図9-1）．糸球体濾過量（GFR）は，（糸球体静水圧-ボウマン嚢静水圧）ー（糸球体膠質浸透圧-ボウマン嚢膠質浸透圧）で算出します．

・糸球体濾過圧

　糸球体内の血圧は輸入細動脈と輸出細動脈により約60mmHgに調整され，糸球体における血液の濾過圧に寄与します．

・糸球体濾過量（GFR）

　糸球体における血液の濾過量は，成人で約100〜150mL/分となります．糸球体血圧は糸球体の濾過圧のように輸出入細動脈の収縮と拡張によって調整されます．輸

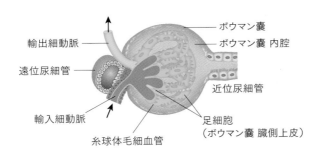

図9-1　傍糸球体装置

入細動脈が収縮すると糸球体血圧が低下し，それに伴いGFRも低下します．一方で，輸出細動脈の収縮は糸球体血圧を上昇させ，それに伴いGFRが増加します．

②腎血流（腎血漿流量）

　腎臓では，血圧が変動してもさまざまなフィードバック機構により腎血流量が維持して，GFRを一定に保ちます．これを自動調節能といいます．自動調節能には腎臓の血管平滑筋が反応するものと尿細管と糸球体の間でフィードバック機構が働いて調節される2種類の機序があります．これにより健常人では，収縮期血圧80〜180mmHgであれば腎血流はほぼ一定に保たれます．腎血流が一定に保たれる機序について以下に詳しく示します．

・筋原性反応

　血圧が上昇し，糸球体への入口となる輸入細動脈の圧が上昇すると動脈壁が収縮し，入口を狭めます．これにより糸球体への血液流入を制限して糸球体の内圧が上昇するのを防いでいます．この反応は糸球体の出口である輸出細動脈ではみられません．

・尿細管糸球体フィードバック

　GFRは遠位尿細管にあるセンサーが塩化ナトリウム（NaCl）（特に塩化物イオン〔Cl^-〕）とKの濃度を感知して調整しています．GFRが増加すると，そのセンサーがナトリウムイオン（Na^+）とカリウムイオン（K^+）の増加を感知して，流入してくる血液量を減らすように輸入細動脈を収縮させます．逆に，GFRが低下すると，輸入細動脈は拡張して糸球体に流入する血液を抵抗なく受け入れるように働きかけます（図9-2）．

◆ 電解質の調整

　糸球体で濾過された血液中の溶質は，原尿として尿細管を通過する過程で分泌や再吸収を受けます．

①水・電解質

　糸球体で濾過された原尿は，皮質から髄質に向かう尿細管を通過する間に99％が再吸収されます．髄質の浸透圧はNaと尿素により形成されます．一方で，ヘンレループを通過し，上行脚では水は通過できず，ナトリウム（Na），カリウム（K），クロー

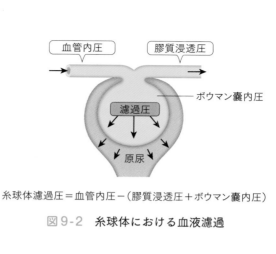

$$糸球体濾過圧＝血管内圧－（膠質浸透圧＋ボウマン嚢内圧）$$

図9-2　糸球体における血液濾過

ル（Cl）が再吸収されていきます．Na^+は尿細管において99％再吸収されます．K^+は摂取量に等しい量が尿中に排泄されます．リン酸は近位尿細管にて吸収され，副甲状腺ホルモンの作用によりリンは細胞内に取り込まれ，吸収が抑制されます．

②グルコース（尿糖）

グルコースは最大350 mg/分程度が尿細管を通過していき，その100％が再吸収されます．この濾過量を超えると再吸収が追いつかず，尿中にグルコースが排泄されます．尿糖が排泄されるときの血糖は，およそ180 mg/dLに相当し糖尿閾値といいます．

③尿タンパク（アルブミン）

アルブミンはわずかに濾過されますが，ほぼすべてが再吸収され，健常な状態では尿中にタンパク質は排泄されません（0.1 g/日以下）．しかし，糸球体の破壊が生じると濾過のための網が荒くなり，アルブミンなどのタンパク質が尿中に漏れ出してしまいます．

◆体液量と浸透圧の調整

①血液浸透圧の調整

血液の浸透圧は，視床下部にある浸透圧受容体により感知され，浸透圧の変化が，抗利尿ホルモン（ADH）の分泌量を増減させて腎臓における水の排泄を調整します．血漿浸透圧は273～293 mOsm/kgに調整されており，浸透圧が273 mOsm/kg以上になるとADHが分泌され，尿から排泄される水量を制限します．さらに，浸透圧が293 mOsm/kgを上回ると口渇を自覚し，水分摂取行動を惹起します．高齢者では，この感度が鈍くなるため，あるいは飲水行動が種々の理由で制限されるため，いつの間にか脱水状態になってしまうので注意が必要です．

②レニン・アンジオテンシン・アルドステロン系（RAAS）

先に述べたように，体液量が減少するとGFRが減少し緻密斑が感知するCl^-量が低下します．これが引き金となり，腎臓からレニンが分泌されます．レニンは血中で

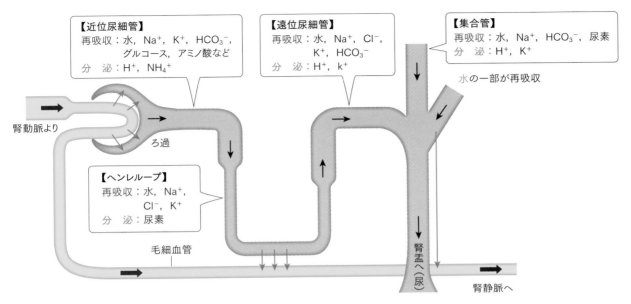

【近位尿細管】
再吸収：水，Na^+，K^+，HCO_3^-，
　　　　グルコース，アミノ酸など
分　泌：H^+，NH_4^+

【遠位尿細管】
再吸収：水，Na^+，Cl^-，
　　　　K^+，HCO_3^-
分　泌：H^+，k^+

【集合管】
再吸収：水，Na^+，HCO_3^-，尿素
分　泌：H^+，K^+

水の一部が再吸収

腎動脈より

ろ過

【ヘンレループ】
再吸収：水，Na^+，
　　　　Cl^-，K^+
分　泌：尿素

毛細血管

腎盂へ（尿）

腎静脈へ

図9-3　再吸収と分泌される物質

アンジオテンシンⅠを生成し，肺や血管内皮細胞に分布するアンジオテンシンⅠ変換酵素（ACE）によってアンジオテンシンⅡが生成されます．このアンジオテンシンⅡが血管平滑筋に存在する受容体に作用し，血管収縮の結果血圧が上昇します．また，血中のアンジオテンシンⅡは，副腎に作用してアルドステロン（電解質コルチコイド）を分泌させて，尿細管（集合管）からNa^+の再吸収とK^+の排泄を促進します．水とNa^+は一緒に移動することから，結果的に水の排泄が抑制されることになり循環血漿量が保たれます．これを，レニン・アンジオテンシン・アルドステロン系（RAAS）と呼びます．また，アンジオテンシンⅡは，先に述べた視床下部の口渇中枢を刺激し，ADHの分泌を惹起します．さらに，アンジオテンシンⅡ自体が，全身血管の収縮をもたらし，血圧を上昇させることで，腎血流の増加に寄与します（図9-3）．

2 腎不全とは

◆ 急性腎不全と慢性腎不全

　腎不全とは，腎臓からの老廃物の排泄能が低下し，血液の恒常性が保てなくなった状態を指します．一般的にGFRが50mL/分以下，血清クレアチニン値が2mg/dL以上となる場合です．また，腎不全は急性腎不全 acute renal failure（ARF）と慢性腎不全 chronic renal failure（CRF）に分けられます．急激に腎機能が障害されるものを急性腎不全，緩徐に腎機能が障害されるものを慢性腎不全といいますが，発症からの経時的変化による一元的な病態ではありません．急性腎不全は，原因を取り除くことで

機能低下は可逆的に回復する可能性があります．また，ネフロンあたりのGFRは減少しています．一方で慢性腎不全では，徐々にネフロンが減少し，その機能低下は非可逆的となります．ただし，機能が残存するネフロンのGFRは，障害されたネフロンの分まで頑張るため正常以上となります．

◆ 急性腎不全／急性腎障害 acute kidney injury（AKI）の病態

　一般的に，乏尿期では体液が過剰になり，肺水腫や浮腫を生じます．ただし，尿細管の障害が軽度であれば，必ずしも尿量が減少するとは限りません．電解質は尿中へのKやリンの排泄が障害され，また，ビタミンD活性が低下することにより，カルシウム（Ca）の消化管からの吸収が低下して，高K血症，高リン血症，低Ca血症になります．一概にはいえませんが，血液pHは水素イオン（H$^+$）が排泄されずアシドーシスになります．窒素性老廃物である尿素窒素（BUN）やクレアチニン（CRE）の排泄が低下するため高窒素血症となります．尿素窒素は尿細管で再吸収されますが，クレアチニンは糸球体で濾過された後，尿細管で再吸収が起こりません．よって，尿素窒素／クレアチニン比は尿素窒素の再吸収分だけ分子が大きくなり比率が10を超えてきます．これについて，腎前性急性腎不全は基本的に尿細管機能が残存しており，尿素窒素の再吸収が通常どおり働くため尿素窒素値が上昇し比率が20を超えることもあります．腎後性急性腎不全においても，尿のうっ滞により尿細管での再吸収により尿素窒素が値は高くなります．腎性急性腎不全の症状として脱力や筋痙攣などを認め，さらに尿毒症物質の蓄積により，中枢神経の障害として頭痛，意識障害，悪心嘔吐などの症状が現れます．尿細管上皮細胞の再生によって利尿期に至ると多尿となり，体液量としては脱水傾向となるため注意が必要です．電解質はNaとKは尿中に排泄され低Na，低K血症をきたします．急性腎不全を発症し数日が経過すると，エリスロポエチンの産生が低下したり，血中尿素窒素による赤血球への傷害によって貧血が進行したりしていきます．ここまでが急性腎不全／急性腎障害のおおまかな病態となります．本節は，特に臨床において迅速な対応を要する急性腎不全に重点をおいて記述します．

❸ 急性腎不全を疑った際に考えること，アセスメントのステップ

　目の当たりにしている患者の腎障害に対応する上で1番目に重要なことは，緊急透析の必要性がないかを全身状態と合わせて医師と情報共有することです．これは救命の観点からも重要といえます．

STEP1 病歴，自他覚症状，腎機能データの推移を知り腎障害程度と進行の経過をアセスメントする
急性腎不全では，症状によって障害部位が推測されます．

症状の時間経過によって急性発症か慢性経過における急性増悪かを推測できます．

上記をアセスメントする上で下記の項目を参考に身体所見をみてみましょう．

腎前性を示唆する症状：体重減少，下痢，嘔吐，食欲低下，呼吸苦，浮腫

腎後性を示唆する症状：下腹部痛，腹部膨満感，排尿障害

腎障害による症状：尿毒症症状（意識障害，痙攣），心外膜炎症状（胸痛，動悸），
　　　　　　　　　うっ血，溢水（呼吸困難感）

腎性の場合は先行して炎症や感染兆候，出血性イベント，侵襲的治療歴などの確認が必要です．

①体重について

腎不全の患者にとって，体重は体液の指標として大変重要です．入院後もさることながら，入院前の体重変化にも気をつけ，普段の体重や体重の増減を聴取します．また，基本的に食事摂取量が変わらなければ，体の筋肉や脂肪量の変化はないものとされ，体重変化は体液量変化と等しいと考えられます．ただし，経口摂取ができず，患者の病態背景に異化が亢進するような状態があれば，体重は約0.3g/日減少するといわれており，普段の体重を知っておくことも病状を把握する上で有益な情報となります．

②尿量について

急性腎障害において尿量が減少する理由は，単純なGFRの減少のほかに腎虚血による腎皮質壊死や急性尿細管壊死，腎炎などによる糸球体障害に起因します．腎後性腎不全では尿路の閉塞や腎臓の微小血管障害によって尿量が減少しますが，一方で，尿路の閉塞や狭窄に伴う尿細管腔内圧の上昇により，尿細管周囲の毛細血管の虚血が生じて，尿細管における水の再吸収機能が低下し多尿になる場合もあります．また，全身状態の影響を受け，異化亢進による高窒素血症や高血糖，高浸透圧薬剤の投与などでは浸透圧利尿が生じて尿細管糸球体フィードバックが抑制されるため尿量減少が起きない場合もあります．尿の量や性状に変化をきたす病態が腎臓自体にあるのか，それとも腎前性あるいは腎後性にあるのかをアセスメントするために尿量は重要な情報となります．

③皮膚粘膜の性状について

ツルゴールを評価する部位は皮下脂肪が少ない前胸部でみることが望ましいです．また口腔粘膜や舌の湿潤状態も体液量評価のために参考になります．皮膚や粘膜の変化は，体液の過不足を示唆してくれます．

④リスク因子について

急性腎不全を生じるリスク因子として高齢，慢性腎臓病罹患，動脈硬化症，慢性消耗性疾患，低栄養が挙げられます．リスク因子の有無を患者背景から知ることで，さらにアセスメントの精度を高めてくれるはずです．

STEP2 腎後性因子の有無をアセスメントする

　　腎後性の増悪因子を確認する必要があります．腎後性腎障害の場合，その閉塞起点となっている器質的障害を解除することで腎機能が速やかに回復する可能性があるからです．フィジカルアセスメントの観察項目としては，下腹部痛や下腹部膨満の有無が重要です．

STEP3 画像検査による腎臓の形，大きさをアセスメントする

　　画像検査による腎臓の形態の評価です．慢性腎不全では，一般的に両腎が萎縮し，皮質の菲薄化が起こります．エコーやCTの画像所見を確認し，長径が10cmを超えていれば萎縮は否定的といえます．つまり，腎臓の萎縮は例外を除いて慢性腎不全の大事な所見になります．急性腎不全の場合は，そうした腎臓の萎縮などは認めません．ただし，基礎疾患に慢性腎臓病を認める患者では，慢性経過の中の急性増悪という病状が存在するので注意が必要です[3,4]（表9-1，2）．

STEP4 腎機能に影響している腎後性以外の障害をアセスメントする

　　急性腎障害は障害部位によって腎前性，腎性，腎後性に分けて考えられます．

　　よって，4番目に大切なことは，腎後性の要因を除外した後，腎前性，腎性の要因をアセスメントすることです．これにより治療介入の道筋が立った重要なアセスメントになります．

表9-1　CKDの重症度分類

原疾患	タンパク尿区分	A1	A2	A3
糖尿病	尿アルブミン定量（mg/日） 尿アルブミン/Cr比（mg/gCr）	正常	微量アルブミン尿	顕性アルブミン尿
		30未満	30〜299	300以上
高血圧 腎炎 多発性囊胞腎 移植腎 不明 その他	尿タンパク定量 （g/日） 尿タンパク/Cr比 （g/gCr）	正常	軽度タンパク尿	高度タンパク尿
		0.15 未満	0.15〜0.49	0.50以上
移植腎 不明 その他	尿タンパク定量（g/日） 尿タンパク/Cr量	正常		
		0.15未満	0.15〜0.49	0.50以上
GFR（ハイリスク）		29未満	44未満	59未満

Cr：クレアチニン

表9-2　CKDガイドライン2018

腎障害の指標	アルブミン尿（AER ≧ 30mg/24時間：ACR ≧ 30mg/gCr） 尿沈渣の異常 尿細管障害による電解質異常やそのほかの異常 病理組織検査による異常，画像検査による形態異常 腎移植
GFR低下	GFR < 60mL/分/1.73m^2

AER：尿中アルブミン排泄率，ACR：尿アルブミン/クレアチニン比

腎不全を評価する検査値

1 腎不全に関連する主な検査値[3,5,6]

腎機能評価に用いる一般的検査を以下に示します.

◆ 尿検査

尿定性・尿沈渣:血尿,タンパク尿,ミオグロビン尿,円柱をみます.円柱の存在は必ずしも病態に特異的な所見を認めるとは限りませんが,腎実質の障害や感染の有無をみる上で参考になります.

尿性状:薄い黄色で混濁はありません.比重は1.003〜1.030,浸透圧50〜1200mOsm/kg,pH6.0(5.0〜8.0)が基本的な性状となります.

尿沈渣:尿路系の病変部位や活動性を知るための検査です.遠心分離した尿を顕微鏡で観察します.

◆ 細胞成分

赤血球は血尿,白血球は尿路感染,上皮細胞は腎臓における炎症を示唆します.

赤血球:基準値は0〜1個/HPFで2個以上は顕微鏡的血尿と呼ばれます.

白血球:基準値は1〜2個/HPFで基準値を超えれば膿尿といい,白血球の増加と一緒に細菌をみることがあります.

上皮細胞:基準値は数個/HPFで尿細管細胞由来の成分になります.炎症などで尿細管細胞が脱落した結果,尿中に現れ,数が増加します.

◆ 円柱成分

アルブミンを含んだ原尿が尿細管で分泌された糖タンパクと反応し,尿細管を鋳型として円柱を形成します.

硝子円柱:正常腎でも軽度の脱水があれば認められることがあり,硝子円柱だけでは必ずしも異所見とはいえません.

赤血球円柱:硝子円柱に赤血球が取り込まれたもの.

白血球円柱:硝子円柱に白血球が取り込まれたもの.

顆粒円柱:硝子円柱に上皮細胞が取り込まれ変性したもの.

腎不全円柱:broad cast とも呼ばれ,糸球体が慢性的に障害され,鋳型としての尿細管が拡張し,形成された円柱が大きくなったもの.

◆ タンパク尿

基準値は50〜100mg/日程度で,150mg/日以上は臨床的に問題となります.タンパク尿の原因として腎前性,腎性,腎後性に分けられます.

腎前性：腎臓に障害を認めませんが，血液中に疾患に特異的なタンパク質が増加し，処理量過多によるオーバーフローによって生じます．

腎性：糸球体や尿細管が障害され，糸球体の穴（濾過の網）を通過しやすくなったり，尿細管で再吸収できずに生じます．

腎後性：腎盂から尿道に炎症や損傷を受けて生じます．

◆ 膿　尿

沈渣中に1視野に5個以上の白血球が存在する状態で，腎尿路の感染や腎炎によって生じます．

◆ 細菌尿

尿中に多数の細菌が存在する状態です．ただし，腎尿路の感染を証明するには不十分で，尿培養検査との併用が必要です．

◆ クレアチニンクリアランス（CCr）

クリアランス値とは，糸球体で完全に濾過された後に尿細管において再吸収や分泌されない物質を考えたとき，その物質について時間あたりに浄化できる血漿量を意味します．例としてイヌリン，マンニトールなどが挙げられますが，臨床ではクレアチニン値がよく用いられます．24時間蓄尿によりどの程度クレアチニンが腎臓で排泄されるのかをみる指標となります．クレアチニンを検査値として評価する場合は，クレアチニンの合成に筋肉量が関与することに注意が必要です．特に横紋筋融解では上昇します．

CCr基準値：100〜120mL/分

◆ 血液検査

腎機能障害の程度と腎障害時の代謝異常を評価します．

① 血　算

急性経過では腎性貧血となることはありませんが，AKI on CKDの場合は貧血が進行している場合があります．

memo
CKD：慢性腎臓病

② 生化学

腎機能として電解質，尿素窒素（BUN），クレアチニン（CRE），尿酸（UA），推定糸球体濾過量（eGFR）をみますが，特にBUN，CREは尿量と合わせ，AKIの発症をリアルタイムに反映するものではありません．急性発症の場合は生化学のデータに病状が反映されるまでのタイムラグに注意が必要です．

③ GFR

腎血流と糸球体内圧によって規定される両腎糸球体における濾過量の指標です．

基準値：100mL/分

④血清クレアチニン（CRE）

　クレアチニン（CRE）は筋肉に含まれるタンパク質の老廃物です．肝臓で合成されるクレアチンが筋肉内でクレアチニンに変換されます．クレアチニンは，糸球体で濾過され尿中に排泄されますが，腎機能が低下すると血清クレアチニン値が上昇します．血清クレアチニン値は，腎機能と筋肉量に依存し，食事や尿量の影響が少ない検査です．GFRの著しい低下がなければ，人のクレアチニンの1日排泄量は1gと一定に保たれています．

　基準値：男性0.65〜1.07mg/dL 女性0.46〜0.79mg/dL

⑤尿素窒素（BUN）

　血中尿素窒素は，尿素としての窒素量を指します．体内ではタンパク質の異化によって必ずアンモニア（NH_3）が発生します．アンモニアは生体にとって有害物質であるため，肝臓で尿素サイクル（オルニチン回路）によって二酸化炭素とくっつき尿素となり，そのほとんどが糸球体で濾過されて尿中に排泄されます．尿素窒素の増加因子として，腎機能低下により排泄が障害される場合，消化管出血により血液中のタンパク質が消化吸収される場合，ステロイド投与や飢餓など体タンパクの異化が亢進する場合，心不全などでGFRが減少する場合，脱水や下痢嘔吐などで体液を喪失し血液が濃縮される場合，があります．

　一方で，尿素窒素の減少因子として，タンパク摂取量の低下，妊娠中，成長期などのタンパク合成亢進時，などが挙げられます．検査値として評価する上で，これらの因子が尿素窒素値に影響することを加味して，患者に起こっていることを把握することが重要になります．

　基準値：8〜20mg/dL

⑥尿素窒素／クレアチニン比

　尿素窒素とクレアチニンの基準値から，その比はおよそ10となります．腎機能障害だけが起こっていれば尿素窒素もクレアチニン値も上昇し，比は10程度となりますが，消化管出血や異化亢進によりタンパク質を代謝する量が増加すると，自ずとその比率も増大します．つまり，尿素窒素／クレアチニン比が10程度であれば，数値の変動は腎性因子によるものであり，比が10を超える場合は，腎以外の因子を考える必要があります．

⑦尿酸（UA）

　尿酸はDNAのプリン体の代謝産物で糸球体で100％濾過され，主に近位尿細管再吸収と分泌が行われ約10％が尿中に排泄されます．腎の尿酸排泄が減少する因子として体液量，細胞外液量，腎血流量の減少しRAASが亢進する場合にNaの再吸収に伴い尿酸の再吸収が増加する場合が挙げられます．腎の尿酸排泄が増加する因子として細胞外液が増加する場合に排泄量が増加します．プリン体の代謝異常によっても血中濃度が変動することに注意が必要です．

　基準値：男性3.6〜7.0mg/dL 女性2.3〜7.0mg/dL

② 腎代替療法の基準

　一般的には腎機能低下により尿量減少，血清クレアチニン値上昇を認め，KDIGO分類による診断基準が一般的に用いられます．ただし，血清クレアチニンと尿量は腎障害が生じてからタイムラグがあるため発症早期のAKIを評価できていない可能性に注意が必要です[7]（表9-3）.

　表9-4，5の項目が腎代替療法の基準として挙げられますが，最近は基準まで悪化を待たずに導入することで予後の改善が期待できるとの報告もあります．急性腎不全に対する腎代替療法の導入基準について表9-6に示します[4].

表9-3　AKIの定義

①48時間内に血清クレアチニン値≧0.3mg/dL上昇
②7日以内に血清クレアチニンの基準値より1.5倍の上昇
③尿量0.5mL/kg/時以下の状態が6時間以上

・3つの定義から1つが当てはまることによってAKIと診断できる

表9-4　AKIの血清クレアチニン値基準

重症度1	血清クレアチニンの基準値が1.5〜1.9倍もしくは，≧0.3mg/dLの増加
重症度2	血清クレアチニンの基準値が2.0〜2.9倍
重症度3	血清クレアチニンの基準値が3倍もしくは≧4.0mg/dLの増加，もしくは腎代替療法の開始

表9-5　AKIの尿量基準

重症度1	尿量の基準が6〜12時間で＜0.5mL/kg/時
重症度2	尿量の基準が12時間以上で＜0.5mL/kg/時
重症度3	尿量の基準が24時間以上で＜0.3mL/kg/時もしくは，12時間以上の無尿

表9-6　急性腎不全に対する腎代替療法の導入基準

乏尿もしくは無尿	尿量＜200mL/12時間もしくは無尿
高窒素血症	BUN＞100mg/dLもしくは尿毒症性臓器障害
高K血症	K＞6.5mEq/Lもしくは急激なK値上昇もしくは心電図異常
代謝性アシドーシス	pH7.15以下
Na異常	進行性や点滴で補正が困難なNa異常
体温調整	高体温（39.5度異常）や低体温
体液過剰	胸水，浮腫，頸静脈怒張などの所見
中　毒	中毒を起こす物質の体内への取り込み

症例から学ぶ検査値を用いた腎不全のアセスメント

① 症　例

73歳　男性

主　訴：下腹部痛

現病歴：朝から下腹部痛が持続するため時間外外来を受診

既往歴：心筋梗塞，高血圧症，前立腺肥大

生活歴：飲酒：なし　喫煙：1日20本を50年間（5年前から禁煙）

　　　　アレルギー：甲殻類

◆ 所　見

● バイタルサインと身体初見

体温37.3℃，心拍数117回／分，血圧148／76mmHg，呼吸数33回／分，SPO_2 99％（室内気）

胸部　心音：整　呼吸音：左右差なし，雑音なし

腹部　膨満，腸蠕動音聴取可

　　　陽性症状：下腹部圧痛＋

　　　陰性症状：tapping pain －　heel drop －　反跳痛－　悪心嘔吐－

◆ 検査値（尿検査）

項　目	検査値	基準値
色調	淡黄色	淡々黄色〜淡黄色
比重	1.015	1.003〜1.030
pH	6.2	5.0〜8.0
タンパク	（−）	（−）〜（±）
糖	（−）	（−）〜（±）
鮮血	2＋	（−）
白血球	3＋	（−）

◆ 検査値（尿沈渣）

項　目	検査値	基準値	単　位
赤血球	20〜29個/HPF	5≦HPF	個/HPF
白血球	20〜29個/HPF	5≦HPF	個/HPF
上皮細胞	5〜9個/HPF	5≦HPF	個/HPF
細菌	3＋	5≦HPF	個/HPF

◆ 検査値（血液検査）

項　目	検査値	基準値	単　位
WBC	9.3	3.3〜8.6	$\times 10^3/\mu L$
RBC	4.30	男性4.35〜5.55 女性3.86〜4.92	$\times 10^6/\mu L$
Hb	12.4	男性13.7〜16.8 女性11.6〜14.8	g/dL
Hct	36.8	男性40.7〜50.1 女性35.1〜44.4	%
MCV	85	83.6〜98.2	fL
MCH	28.2	27.5〜33.2	pg
MCHC	33.7 %	31.7〜35.3	g/dL
血小板	217	158〜348	$\times 10^3/\mu L$
TP	7.6	6.6〜8.1	g/dL
Alb	4.3	4.1〜5.1	g/dL
AST	27	13〜30	U/L
ALT	28	男性10〜42 女性　7〜23	U/L
LDH	220	124〜222	U/L
ALP	68	106〜322	IU/L
γ -GTP	30	男性10〜42 女性　7〜23	IU/L
T-Bil	0.3	0.4〜1.5	mg/dL
BUN	21.7	8〜20	mg/dL
CRE	1.79	男性0.65〜1.07 女性0.46〜0.79	mg/dL
eGFR	30.0	60以上	mL/分/1.73m^2
GLU	196	73〜109	mg/dL
CRP	0.08mg	0〜0.14	mg/dL
Na	144	135〜145	mmol/L
K	3.6	3.5〜5.0	mmol/L
Cl	105	89〜108	mmol/L
Ca	9.7	8.8〜10.1	mg/dL

◆ アセスメント

　①血液検査から，クレアチニン値上昇とeGFRの低下を認め，腎機能障害は明らかです．尿検査から各円柱が認められ，腎，尿路の障害，感染の可能性が示唆されます．しかし，急性発症の下腹部痛と腎障害の原因の同定には及びません．そこでベッドサイドで腹部エコーを実践しました．

　　腹部エコー所見：両側水腎症，膀胱内の尿貯留と膀胱の拡張

　②膀胱の尿貯留と水腎症から機械的な閉塞機転を疑う腎後性腎障害が疑われます．腹部CTを追加し閉塞機転の同定が必要と考えられます．

　　腹部CT所見：両側水腎症と水尿管（尿管拡張），両側とも腎周囲に炎症像認めず．明らかな尿管結石は認めず．膀胱拡張あり尿貯留認める．前立腺肥大あり．

　③画像所見より，前立腺肥大によって尿道が圧迫され，腎後性の腎不全をきたしたものと考えられます．まずは導尿などで尿路を確保することが優先されます．採

血上は，炎症反応の上昇はないものの，白血球の左方移動を認め，尿路感染の併発も疑われます．導尿で排尿が得られない場合は，尿管ステント留置など専門的治療介入が必要になる場合もあります．また，尿閉を解除した後の腎機能の経過をみるためにも泌尿器へのコンサルトを要する症例となります．前立腺肥大，不完全尿閉，両側水腎症，腎後性腎不全が問題リストとして挙げられました．

◆ 診断と経過

主訴である下腹部痛のみでは鑑別疾患が数多存在します．しかし，主訴に加えて病歴聴取と身体診察から既往の前立腺肥大症を確認し，腹部の身体所見から消化器症状に乏しいですが，疼痛を伴う腹部膨隆を認めていること，さらに採血上で腎機能の低下が認められることを統合すると画像検査の必要性がみえてきます．画像検査により腎臓から膀胱にかけての器質的変化を認めて診断に至り，治療介入となりました．

◆ 症例の振り返り

病歴聴取，身体診察による所見をデータ，画像で裏付けされた症例です．特に腎後性腎不全は，その原因をすみやかに解除することで患者の苦痛や病態の改善も期待できます．看護師として病歴や症状，検査の結果を医師やスタッフと共有できるとより迅速な介入ができ，患者の症状マネジメントにつながると思います．

2 デキる看護師のポイント

▶ 病歴聴取から患者の経時的な変化と腎障害の病期が捉えられること．

▶ 腎障害に特異的な症状や検査の異常値と，異常になる機序を知っていること．

▶ 患者への対応を急ぐタイミングを感知できるアンテナをもっていること．

❖ 参考文献
1) 藤谷茂樹，讃井將満，林 淑朗 編：特集 AKI. INTENSIVIST, 1（3）：427-527，メディカル・サイエンス・インターナショナル，2009.
2) 赤井靖宏，今井直彦，長浜正彦，清田雅智 編：腎疾患 2. Hospitalist, 6（1）：5-9, 36-41, 45-47, 2018.
3) 日本腎臓学会 編：エビデンスに基づく CKD 診療ガイドライン 2018. 東京医学社，2018.
4) KDIGO Clinical Practice Guideline for Acute Kidney Injury. Kidney Int Suppl, 2（1）：1-138, 2012.
5) 松岡健，小林正貴 監修：STEP 内科 4 腎・呼吸器. 4-57, 67-83, 海馬書房，2001.
6) 筒泉貴彦，山田悠史，小坂鎮太郎 編：総合内科病棟マニュアル. 127-311, メディカル・サイエンス・インターナショナル，2019.

❖ 資料
・横山啓太郎 編著：新・病態生理できった内科学 3 腎疾患 第 2 版. 村川裕二 監修：3-57, 95-115, 医学教育出版社，2010.

さらに知っておきたい
病態と検査

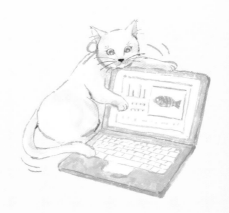

1 病態の知識

結　核

1 結核菌の感染経路

　結核菌は患者の痰のしぶきが空中に出て，水分が乾燥すると結核菌だけが「飛沫核」となり，長時間空中に浮遊することになります[1]．この浮遊した飛沫核を吸い込むと飛沫感染，あるいは空気感染によって感染します．結核の蔓延を防ぐには，疑わしい場合に的確に検査を行い，早期発見，早期診断，早期治療をする必要があります．

　結核の発見ポイントとしては，日本では肺結核患者の80％が自覚症状（咳，痰，胸痛，血痰など）で発見されます．咳，痰が2週間以上続くときは，肺結核の可能性も考えて検査を行います．高齢者では結核既感染者が多く，自覚症状も乏しいため，入院時の胸部X線検査の実施と，異常陰影があれば結核菌検査を行うことが望ましいです．また，HIV患者の結核発病率は高いことも知っておくとよいでしょう．

2 結核の検査

　結核の隔離基準は，施設ごとに異なる場合もあるため，各施設の基準を把握することをお勧めします．結核を疑う臨床症状がある場合，胸部X線画像検査を行います．あるいは胸部X線画像検査で異常陰影があった場合です．その後の検査の手順として，①喀痰による喀痰塗抹検査を行います．喀痰塗抹検査は3回行います*．検査結果は，従来，ガフキー号数が使用されていたが，現在は，陰性（—），疑陽性（±），少数（1＋），中等数（2＋），多数（3＋）に記載が変わってきています（表1-1）．結核菌は抗酸菌の一種であるため，結核菌と非結核性抗酸菌 nontuberculous mycobacteria（NTM）の鑑別を行う必要がありますが，喀痰塗抹検査では区別できませんので，②分離培養検査と③同定検査を行います．

　②分離培養検査では，培養することで生えてきたコロニーの形状から，結核菌かNTMかの判断ができますが，検査には1週間以上を要します．③同定検査として，結核菌の核酸を増幅し，菌の存在を確認する核酸増幅法があります．近年は菌のDNAを増幅検出するPCR法（ポリメラーゼ連鎖反応）が主流になってきています．

②③によって結核菌とNTMの判定ができます.

　結核と診断された場合，これに加えて2つの検査を行います．1つが結核菌に対する免疫をみる検査で，④インターフェロンγ遊離検査（クオンティフェロン〔QFT法〕，T-SPOT法）です．以前はツベルクリン反応を行っていましたが，日本では幼少期にBCG接種をするため鑑別が困難であり，インターフェロンγ遊離検査の普及により現在は行われなくなっています．

　もう1つが⑤薬剤感受性検査です．結核治療薬のイソニアシド（INH），リファンピシン（REP）等に対する感受性，耐性をみて，これにより抗菌薬を考えます．

表1-1　塗抹染色の記載法

記載法	蛍光法（200倍）	チール・ネールゼン法（1,000倍）	備考（ガフキー号数）
−	0/30視野	0/300視野	G0
±	1〜2/30視野	1〜2/300視野	G1
1＋	1〜19/10視野	1〜9/100視野	G2
2＋	≧20/10視野	≧10/100視野	G5
3＋	≧100/1視野	≧10/1視野	G9

（文献2より）

褥瘡

1 褥瘡の発生要因と検査

　褥瘡の発生には，皮膚に対する圧迫や汚染などの局所要因だけではなく，身体的要因，社会的要因があるといわれています（図1-1）．褥瘡を予防・治療するためには全身状態を把握する必要があり，全身状態が整っていないと，どれだけ熱心に体位変換や除圧に取り組んでも褥瘡を発生させたり，あるいは再発や，治療が困難になります．全身状態を把握する上で検査値は一つの指標になります．

2 褥瘡に関連した検査値

　評価項目は「アセスメント編6章」で説明したStep1〜4（p.73）を実践してみて下さい．加えて，体重（るい痩）や皮下骨隆起，浮腫も併せて評価するとよいと思います．
　続いて，炎症・感染についてです．評価項目は「アセスメント編1章（p.2）」で説明した項目になります．特に高齢者の場合は，褥瘡が原因で炎症，感染を起こす場合もあります．発熱している場合の原因を考える場合には，褥瘡も見逃さないようにしましょう．

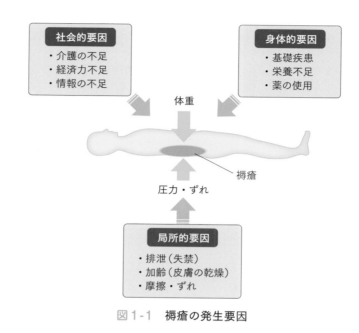

社会的要因
・介護の不足
・経済力不足
・情報の不足

身体的要因
・基礎疾患
・栄養不足
・薬の使用

体重

褥瘡

圧力・ずれ

局所的要因
・排泄（失禁）
・加齢（皮膚の乾燥）
・摩擦・ずれ

図1-1　褥瘡の発生要因

意識障害

1 意識障害の原因検索

　意識障害とは認知機能と表出機能が低下した状態をいいます．意識レベルの評価には，Japan Coma Scale（JCS）や，Glasgow Coma Scale（GCS）を用いることが多く，意識レベルが鮮明（クリア）と評価できない状態を意識障害と臨床上評価します．意識障害の原因はさまざまあり，その代表的なものとしてアイウエオチップス（AIUEO-TIPS）があります（表1-2）．

memo
認知機能とは，外部刺激を受け入れることをいい，表出機能とは自身の状態を表出することをいいます

表1-2　意識障害の原因検索 AIUEOTIPS

A	Alcoholism（急性アルコール中毒）
I	Insulin（低血糖，糖尿病性昏睡）
U	Uremia（尿毒症）
E	Encephalopathy（脳症：肝性脳症，ウェルニッケ脳症），Epilepsy（てんかん），Electrolytes（電解質異常），Endocrinopathy（内分泌障害）
O	Oxygen（低酸素血症，一酸化炭素中毒，CO_2 ナルコーシス），Overdose（薬物中毒）
T	Trauma（外傷），Temperature（体温異常：低体温，高体温，熱中症）
I	Infection（感染症：脳炎，骨髄炎，敗血症）
P	Psychiatric（精神疾患）
S	Syncope（失神），Stroke（脳卒中：脳梗塞，脳出血），SAH（くも膜下出血）

② 意識障害に関連した検査

　意識障害を原因検索する上で，本人や家族から現病歴，既往歴，手術歴，内服歴，家族歴等を聴取し，身体所見から検査項目を考えていきます．血液検査としてまずチェックができるのは，血糖値です．簡易検査キットであれば，看護師の判断で実施することも可能でしょう．もし救急外来などで緊急時に動脈血採血が可能であれば，動脈血液ガスも迅速に評価することができます．機器によって電解質も測定可能です．

　ウェルニッケ脳症は，チアミン（ビタミンB1）の欠乏によって起こります．低栄養，食事摂取不良，アルコール多飲者などの場合は疑って評価した方がよいでしょう．（チアミン〔ビタミンB1〕の基準値：24〜66ng/mL）

　尿毒症を疑う場合，既往歴から腎臓疾患やもともとの腎機能がわかればベストですが，尿素窒素（BUN），クレアチニンを測定します．

　肝性脳症を疑う場合も同じく，既往歴から肝臓疾患やもともとの肝機能がわかればベストですが，肝機能検査（AST，ALT）とアンモニアを評価します．

腹痛，消化管出血

① 腹痛の原因検索

　腹痛の部位について，腹部全体が痛いのか，限局的に痛いのかをまず確認します（図1-2）．限局的に痛い場合，痛みの部位は原因検索をする上で一助となります．

② 腹痛に関連した検査値

　救急外来での急性腹症も，入院患者さんの術前・術後の管理や突然の腹痛でも，共通して重症度・緊急度・手術適応などを検討する上で重要になる血液検査は炎症反応である．白血球（WBC）とC反応性タンパク（CRP）は治療経過とともに評価するようにしましょう．また，ICUやERで動脈血液ガスをすぐに測定できるのであれば，循環不全をみる指標として乳酸値（Lac）も重要な指標になります．

③ 消化管出血

　消化管出血を疑った場合にみる検査値としてのヘモグロビンは，急性出血の場合には大出血でない限り正常からやや低値となります．気づくポイントとしては便潜血になりますが，問診で「便の色」を確認だけにしてしまうのは要注意です．一般には便の色を確認している人は少なく，黒色便を正確に判断するのは難しいです．やはり，便潜血の検査を行い，客観的に陽性か陰性かを評価する必要があります．また可能であれば，痔核等ではないか，便に鮮血が付着していないかの確認が必要です．

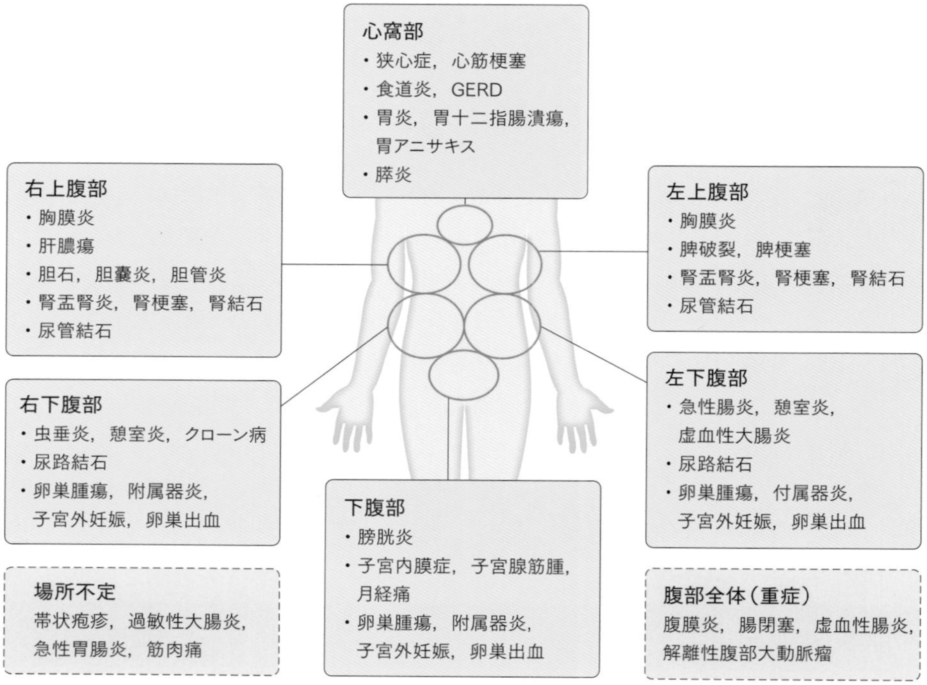

図 1-2　腹部の区分と腹痛の関連疾患

心窩部
- 狭心症，心筋梗塞
- 食道炎，GERD
- 胃炎，胃十二指腸潰瘍，胃アニサキス
- 膵炎

右上腹部
- 胸膜炎
- 肝膿瘍
- 胆石，胆嚢炎，胆管炎
- 腎盂腎炎，腎梗塞，腎結石
- 尿管結石

左上腹部
- 胸膜炎
- 脾破裂，脾梗塞
- 腎盂腎炎，腎梗塞，腎結石
- 尿管結石

右下腹部
- 虫垂炎，憩室炎，クローン病
- 尿路結石
- 卵巣腫瘍，附属器炎，子宮外妊娠，卵巣出血

左下腹部
- 急性腸炎，憩室炎，虚血性大腸炎
- 尿路結石
- 卵巣腫瘍，付属器炎，子宮外妊娠，卵巣出血

下腹部
- 膀胱炎
- 子宮内膜症，子宮腺筋腫，月経痛
- 卵巣腫瘍，附属器炎，子宮外妊娠，卵巣出血

場所不定
帯状疱疹，過敏性大腸炎，急性胃腸炎，筋肉痛

腹部全体（重症）
腹膜炎，腸閉塞，虚血性腸炎，解離性腹部大動脈瘤

❖ 参考文献
1）結核症の発生病理，結核症の基礎知識 改訂第 5 版，日本結核・非結核性抗酸菌症学会，2021.
　https://www.kekkaku.gr.jp/books-basic/pdf/1.pdf
2）結核の診断，結核症の基礎知識 改訂第 5 版，日本結核・非結核性抗酸菌症学会，2021.
　https://www.kekkaku.gr.jp/books-basic/pdf/2.pdf

検査の知識

血糖値（GLU）

基準値：73〜109mg/dL

　血糖値とは，血液中のグルコース濃度のことです．血糖値は食事，病態，薬剤の影響を受ける検査項目です．本節ではあえて糖尿病と書きませんでしたが，何らかの理由でインスリンの欠乏や抵抗性が増大により糖代謝異常を呈する糖尿病も，高血糖になる原因の一つです．高血糖の原因を考える上で，まずは最終の食事時間，おかしやジュースでも上がりますので，その確認が必要です．また，糖尿病の評価は次に説明するヘモグロビンA1cと併せて評価する必要があります．「デキる看護師」として知っておきたいのは，①**過大侵襲で高血糖になること**，②**緊急対応が必要なのは低血糖**であることです．

　①過大侵襲とは，敗血症などの感染症，大手術，外傷，疼痛などによる精神的ストレスです．過大侵襲より交感神経が活性化され，カテコラミン，コルチゾールなどの内分泌ホルモンの分泌が亢進します．これによりインスリンの抵抗性増大や分泌低下を起こし，高血糖になります．高血糖状態の持続は免疫能の低下，創傷治癒の遅延などをきたしますので，集中治療領域では血糖コントロールをしますが，過大侵襲の原因を探し，解消，軽減させることが重要になります．

　②低血糖が持続すると，脳などの中枢神経にエネルギーが届かず，昏睡になったり，不整脈，凝固系などにも影響を及ぼします．一般的に70mg/dLを低血糖といいますが，臨床症状の把握が重要です．手足の震え，多量の発汗，脱力感，生あくび，痙攣，意識消失には注意が必要です．

ヘモグロビンA1c（HbA1c）

基準値：4.6〜6.2％（NGSP値）

　ヘモグロビンA1c（HbA1c）は糖化ヘモグロビンとも呼ばれ，グルコースが結合したヘモグロビンをいいます．高血糖が持続するとグルコースと結合するヘモグロビンの割合が増加し，HbA1cが高値になります．赤血球の寿命は約120日ですので，HbA1cは過去1〜2ヵ月間の長期的な血糖値を反映していることになります．

注意したいのは，HbA1cはヘモグロビンの影響を受けるということです．赤血球の寿命に異常をきたす疾患（脾臓摘出，産生低下）や，貧血や輸血も影響を及ぼすことがあります．

2012年度までは日本独自の表記だったJDS値が使用されていましたが，2013年度からは国際標準のNGSP値が使用されています．

検査結果に影響を及ぼす静脈採血・検体の取り扱いの手技

臨床では，実際に静脈採血の手技を行うことや検体を管理することは，看護師であることが多いと思います．手技や管理を間違えると，正しい検査値を得ることができません．検体をもう一度取り直すなど，余分な侵襲を患者さんにかけることがあります．ここでは看護師が知っておきたい静脈採血・検体の取り扱いの手技について，ポイントをまとめました．

1 駆血，うっ滞

静脈採血する際に，駆血帯を長時間行う，強く巻きすぎると，血管と細胞内・間質の電解質の移動で電解質の値の変動が起こります．また，臥位で静脈採血する場合に採血をする腕が下敷きになっていたり，血管を膨張させるために過剰に力をいれたりしても同じ現象が起こることがあるので注意しましょう．採血した血液のカリウム値が高値になっている場合，正しい手技で採血がされたか確認が必要です．

2 溶　血

赤血球が破壊されて起こる現状を溶血といいます．採血の手技で溶血を起こすことがあるので注意が必要です．これは動脈採血の場合も同じです．

- 細い針（< 23G）・細い血管からの採血
- 内筒を強く引く
- 採血時間が長い，駆血時間が長い
- 消毒薬が十分に乾燥していない

3 輸液，輸血

輸液（点滴）・輸血をしている側から静脈採血を行うと，輸液，輸血の成分が混入し，正しい検査値が出ない場合があります．静脈採血をする際は，輸液・輸血を行っている反対側から採血を行うようにしましょう．

❹ 血液培養検査

血液培養検査の血液を採取する時に最も気をつけなくてはいけないのは，雑菌混入（コンタミネーション：コンタミ）です．手順は施設によって異なりますが，例として，以下のものが挙げられます．

- 手技者，介助者がスタンダード・プリコーション（標準予防策）を行う
- 手技者・介助者は無菌的手技で検体を取り扱う
- 穿刺部は70％エタノールで消毒した後，クロルヘキシジンアルコールにて2回消毒し，十分に乾燥させる
- 血液培養ボトルの注入部も70％エタノールで消毒し，十分に乾燥させる
- 血液培養ボトルへの分注は，嫌気性ボトル→好気性ボトルの順番で行う

基準値・略語

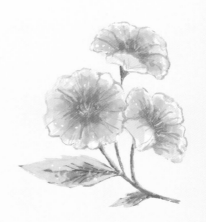

┃血液検査の基準

　参考として基準値をまとめました．ただし，検査方法や機器・試薬によって異なりますので，皆さんが勤務する病院・施設の基準値を確認して下さい．

分　類	項　目	基準値	単　位
血球算定 （血算）	白血球（WBC）	3.3〜8.6	$\times 10^3/\mu L$
	赤血球（RBC）	男性 4.35〜5.55 女性 3.86〜4.92	$\times 10^6/\mu L$
	ヘモグロビン（Hb）	男性 13.7〜16.8 女性 11.6〜14.8	g/dL
	ヘマトクリット（Hct）	男性 40.7〜50.1 女性 35.1〜44.4	%
	平均赤血球容積（MCV）	83.6〜98.2	fL
	平均赤血球ヘモグロビン量（MCH）	27.5〜33.2	pg
	平均赤血球ヘモグロビン濃度 （MCHC）	31.7〜35.3	g/dL
	血小板（PLT）	15.8〜34.8	$\times 10^4/mL$
生化学	総タンパク（TP）	6.6〜8.1	g/dL
	アルブミン（Alb）	4.1〜5.1	g/dL
	AST（GOT）	13〜30	U/L
	ALT（GPT）	男性 10〜42 女性　7〜23	U/L
	乳酸脱水素酵素（LDH）	124〜222	U/L
	コリンエステラーゼ（ChE）	男性 240〜486 女性 201〜421	U/L
	アルカリホスファターゼ（ALP）	106〜322	IU/L
	γ-GTP	男性 10〜42 女性　7〜23	IU/L
	総ビリルビン（T-Bil）	0.4〜1.5	mg/dL
	直接ビリルビン（D-Bil）	0.1〜0.5	mg/dL
	アンモニア	30〜86	$\mu g/dL$
	アミラーゼ（AMY）	血清：44〜132	U/L
	膵型アミラーゼ（P-AMY）	30〜60	%

血球算定：末血（末梢血液一般検査）や，CBC（complete blood count）と言われることもある

分　類	項　目	基準値	単　位
生化学	クレアチンキナーゼ（CK）	男性 40〜180 女性 30〜160	IU/L
	クレアチンキナーゼ MB（CK-MB）	2〜16	IU/L
	トロポニンI（Tn-I）	0.5未満	ng/mL
	トロポニンT（Tn-T）	0.10以下	ng/mL
	血中ミオグロビン	男性 10〜80 女性 10〜60	ng/mL
	心臓由来脂肪酸結合タンパク （H-FABP）	6.2以下	ng/mL
	NT-proBNP	125以下	pg/mL
	血中尿素窒素（BUN）	8〜20	mg/dL
	尿酸（UA）	男性 3.6〜7.0 女性 2.3〜7.0	mg/dL
	クレアチニン（CRE，Cr）	男性 0.65〜1.07 女性 0.46〜0.79	mg/dL
	推算糸球体濾過量（eGFR）	60以上	mL/分/1.73m^2
	ナトリウム（Na）	135〜145	mmol/L
	カリウム（K）	3.5〜5.0	mmol/L
	クロール（Cl）	98〜108	mmol/L
	総コレステロール（TC）	130〜220	mg/dL
	中性脂肪／トリグリセリド（TG）	50〜149	mg/dL
	HDLコレステロール	38〜90	mg/dL
	LDLコレステロール	65〜163	mg/dL
	血清鉄（Fe）	男性 60〜200 女性 50〜160	g/dL
	不飽和鉄結合能（UIBC）	男性 117〜275 女性 159〜307	―
	総鉄結合能（TIBC）	男性 253〜365 女性 246〜410	mg/dL
	血清フェリチン	男性 50〜200 女性 12〜　60	ng/dL
	血糖値（GLU）	73〜109	mg/dL
	ヘモグロビンA1c（HbA1c） NGSP値	4.6〜6.2	％
	C反応性タンパク（CRP）	0〜0.14	mg/dL
感染症	プロカルシトニン（PCT）	0.05以下	ng/mL
	β-Dグルカン	陰　性	―
血液像	好中球	2.0〜6.0 40〜60	×10^3/μL ％
	好塩基球	2〜5	％
	好酸球	1〜5	％
	桿状核球	0.5〜6	％
	分葉核球	40〜70	％
	リンパ球	18〜50	％
	単球	2〜10	％

分　類	項　目	基準値	単　位
凝固・線溶	プロトロンビン時間（PT）	10〜15（用いる試薬,機器により異なる）	秒
	PT 活性度（PT%）	80〜100	%
	PT 国際標準比（PT-INR）	0.9〜1.1	―
	活性化部分トロンボプラスチン時間（APTT）	30〜45	秒
	フィブリノゲン（Fg）	200〜400	mg/dL
	フィブリノゲン・フィブリン分解産物（FDP）	5.0以下	μg/mL
	D- ダイマー	1.0以下	μg/mL
動脈血液ガス	pH	7.35〜7.45	―
	$PaCO_2$	35〜45	Torr
	PaO_2	80〜100	Torr
	SaO_2	95〜100	%
	HCO_3^-	24 ± 2	mEq/L
	BE	− 2.0〜＋ 2.0	mmol/L
	乳酸（Lac）	4〜18	mg/dL

検査略語

略　語	外国語	日本語
Alb	albmin	アルブミン
ALP	alkaline phosphatase	アルカリホスファターゼ
AMY	amylase	アミラーゼ
APTT	activated partial thromboplastin time	活性化部分トロンボプラスチン時間
BE	base excess	塩基余剰
BUN	blood urea nitrogen	血中尿素窒素
CCr	creatinine clearance	クレアチニンクリアランス
ChE	cholinesterase	コリンエステラーゼ
CK	creatine kinase	クレアチンキナーゼ
CRE, Cr	creatine	クレアチニン
CRP	C-reactive protein	C 反応性タンパク
D-Bil	direct bilirubin	直接ビリルビン
eGFR	estimated glomerular filtration rate	推算糸球体濾過量
ESR	erthrocyte sedimentation rate	赤血球沈降速度測定
FDP	fibrinogen/fibrin degradation product	フィブリノゲン・フィブリン分解産物
Fg	fibrinogen	フィブリノゲン
GFR	glomerular filtration rate	糸球体濾過量
GLU	glucose	血糖値
Hb	hemoglobin	ヘモグロビン
Hct	hematocrit	ヘマトクリット

略　語	外国語	日本語
H-FABP	heart-type fatty acid-binding protein	心臓型脂肪酸結合タンパク
Lac	lactate	乳酸
LDH	lactate dehydrogenase	乳酸脱水素酵素
MCH	mean corpuscular hemoglobin	平均赤血球ヘモグロビン量
MCHC	mean corpuscular hemoglobin concentration	平均赤血球ヘモグロビン濃度
MCV	mean corpuscular volume	平均赤血球容積
$PaCO_2$	arterial partial pressure of CO_2	動脈血二酸化炭素分圧
P-AMY	pancreatic amylase	膵型アミラーゼ
PaO_2	arterial partial pressure of O_2	動脈血酸素分圧
PCT	procalcitonin	プロカルシトニン
PLT	platelet	血小板
PT	prothrombin time	プロトロンビン時間
PT-INR	prothrombin time-international normalized ratio	プロトロンビン時間国際標準比
RBC	red blood cel	赤血球
RBP	retinol-binding protein	レチノール結合タンパク
SaO_2	arterial saturation of O_2	動脈血酸素飽和度
T-Bil	total bilirubin	総ビリルビン
TC	total cholesterol	総コレステロール
Tf	transferrin	トランスフェリン
TG	triglyceride	トリグリセリド
TIBC	total iron binding capacity	総鉄結合能
Tn	troponin	トロポニン
TP	total protein	総タンパク
TTR	transthyretin	トランスサイレチン
UA	uric acid	尿酸
UIBC	unsaturated iron binding capacity	不飽和鉄結合能
WBC	white blood cell	白血球

┃略　語

略　語	外国語	日本語
ACE	angiotensin converting enzyme	アンジオテンシン変換酵素
ADH	antidiuretic hormone	抗利尿ホルモン
AG	anion gap	アニオンギャップ
AIHA	autoimmune hemolytic anemia	自己免疫性溶血性貧血
AIRM	acute inflammation-related malnutrition	急性炎症関連栄養障害
ANP	atrial natriuretic peptide	心房性ナトリウム利尿ペプチド
ASPEN	American Society for Parenteral and Enteral Nutrition	米国静脈経腸栄養学会
BNP	B-type natriuretic peptide	B型ナトリウム利尿ペプチド

略　語	外国語	日本語
CBC	complete blood counts	総血球数算定
CIRM	chronic inflammation-related malnutrition	慢性炎症関連栄養障害
CKD	chronic kidney disease	慢性腎臓病
DIC	disseminated intravascular coagulation	播種性血管内凝固症候群
DVT	deep vein thrombosis	深部静脈血栓症
EDP	end-diastolic pressure	拡張末期圧
EDV	end-diastolic volume	拡張末期容積
ESPEN	European Society for Clinical Nutrition and Metabolism	欧州臨床栄養代謝学会
FgDP	fibrinogen degradation product	フィブリノゲン分解産物
F_iO_2	fraction of inspiratory oxygen	吸入気酸素濃度
HUS	hemolytic uremic syndrome	溶血性尿毒症症候群
ICU	Intensive Care Unit	集中治療室
ITP	isotachophoresis	特発性血小板減少性紫斑病
JSPEN	Japanese Society for Clinical Nutrition and Metabolism	日本臨床栄養代謝学会
MDS	myelodysplastic syndromes	骨髄異形成症候群
MRSA	methicillin-resistant Staphylococcus aureus	メチシリン耐性黄色ブドウ球菌
NSTEMI	non ST-elevation myocardial infarction	非ST上昇型急性心筋梗塞
PCI	percutaneous coronary intervention	経皮的冠動脈形成術
PCR	polymerase chain reaction	ポリメラーゼ連鎖反応
PCT	procalcitonin	プロカルシトニン
PEEP	positive end-expiratory pressure	呼気終末陽圧
PICC	peripherally inserted central venous catheter	末梢挿入式中心静脈カテーテル
RAAS	renin-angiotensin-aldosterone system	レニン・アンジオテンシン・アルドステロン系
RPI	reticulocyte production index	網赤血球産生指標
SIRM	shortage of nutritional intake-related malnutrition	栄養摂取不足関連栄養障害
SIRS	systemic inflammatory response syndrome	全身性炎症反応症候群
SLE	systemic lupus erythematosus	全身性エリテマトーデス
SpO_2	saturation of percutaneous oxygen	経皮的動脈血酸素飽和度
STEMI	ST-elevation myocardial infarction	ST上昇型心筋梗塞
TTP	thrombotic thrombocytopenic purpura	血栓性血小板減少性紫斑病
VRE	vancomycin-resistant enterococci	バンコマイシン耐性腸球菌
WHO	World Health Organization	世界保健機関

索引

外国語

NsCan
デキる看護師の検査値 note

2022 年 8 月 1 日　1 版 1 刷　　　　　　　　　　　　Ⓒ2022

編　者
さかいひろたか
酒井博崇

発行者
株式会社 南山堂　代表者 鈴木幹太
〒 113-0034　東京都文京区湯島 4-1-11
TEL 代表 03-5689-7850　　　www.nanzando.com

ISBN 978-4-525-50491-5

A5049110101-A

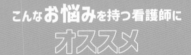
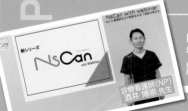